# CONTRIBUTION

A L'ÉTUDE DU

# DÉCOLLEMENT DU CORPS VITRÉ

PAR

## Le D^r C. CASSIDANIUS

EX-INTERNE DE L'HOSPICE DÉPARTEMENTAL DE MARÉVILLE

PRÈS NANCY

LYON

TYPOGRAPHIE ET LITHOGRAPHIE J. GALLET

2, Rue de la Poulaillerie, 2.

# CONTRIBUTION

A L'ÉTUDE DU

# DÉCOLLEMENT DU CORPS VITRÉ

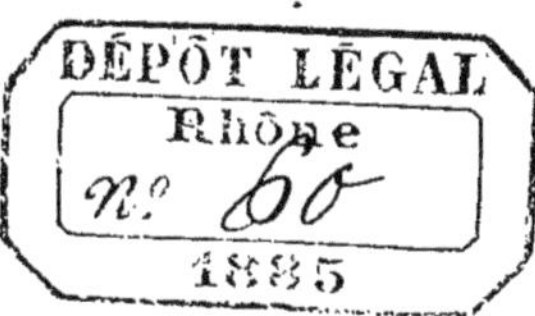



PAR

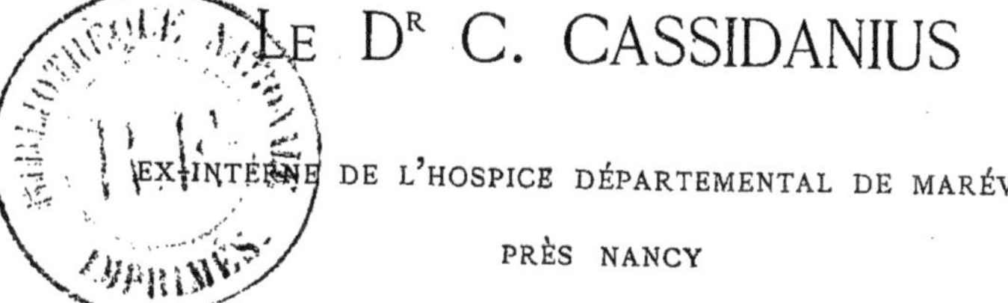



## Le D<sup>R</sup> C. CASSIDANIUS

EX-INTERNE DE L'HOSPICE DÉPARTEMENTAL DE MARÉVILLE

PRÈS NANCY

## LYON

TYPOGRAPHIE ET LITHOGRAPHIE J. GALLET

2, Rue de la Poulaillerie, 2.

# AVANT-PROPOS

Au mois d'août 1884, M. le Professeur Gayet communiquait la note suivante au ¡Congrès périodique international des sciences médicales de Copenhague :

« Il est fréquent de rencontrer à la suite des traumatismes qui ont atteint les régions antérieures de l'œil, des troubles profonds de la vue, hors de proportion avec les lésions apparentes. Souvent aussi des douleurs de tête plus ou moins vives accompagnent assez promptement les blessures antérieures. Je me suis demandé si, dans quelques cas, ces symptômes fâcheux n'avaient pas leur raison d'être dans la papille optique ou son voisinage, considérés comme voies lymphatiques, plutôt que dans des lésions se propageant par les nerfs ciliaires.

« La base de cette manière de voir repose sur l'observation que j'ai pu faire sur des pièces pathologiques assez nombreuses, que souvent pour des lésions antérieures d'apparence médiocre, on pouvait trouver au nerf optique un peu de sclérose, dans la gaîne une coagulation exsudative, soit autour des vaisseaux, soit à la surface antérieure de la sclérotique.

« Pour faire comprendre ma pensée tout d'un mot, je dirais que j'ai quelque raison de croire qu'il se passe là ce qu'on voit se passer autour du limbe cornéen, lorsqu'il y a une inflammation de la région ciliaire, de celle de Schlemm ou de Fontana. »

Cette importante communication ayant appelé notre attention

sur ce sujet, nous avons été frappé en examinant les pièces de la collection lyonnaise, de la fréquence des affections du vitré et notamment des décollements hyaloïdiens coexistant avec des lésions qui semblaient localisées à la région antérieure (synéchies périphériques de l'iris, adhérences iriennes de la cornée, staphylômes antérieurs, etc.).

La littérature allemande nous ayant semblé plus riche en matériaux de ce genre que la nôtre, nous avons largement mis ces derniers à contribution ; mais nous devons dire que nulle part nous n'avons trouvé signalée cette coïncidence qui depuis longtemps avait frappé M. le Professeur Gayet.

Si notre travail a quelque valeur, il l'a doit tout entière aux observations que nous avons puisées dans la riche collection de notre éminent Maître, et aux bons conseils qu'il a bien voulu nous donner.

Qu'il veuille bien recevoir ici l'expression de notre bien vive gratitude.

Que M. A. Masson, chef de clinique ophthalmologique à la Faculté nous permette aussi de le remercier des précieux renseignements qu'il a bien voulu nous donner avec une bienveillance infatigable.

# CONTRIBUTION

A L'ÉTUDE DU

# DÉCOLLEMENT DU CORPS VITRÉ

## INTRODUCTION

Le décollement du corps vitré, comme entité morbide, est un fait acquis à la science et accepté aujourd'hui par tous les ophthalmologistes.

Mais, il nous a semblé que, depuis Iwanoff, qui a eu le grand mérite de faire sortir le décollement du corps vitré du vaste groupe des Synchysis dans lequel on l'avait rangé avant lui, les auteurs ont presque tous confondu les différentes variétés de décollement.

Le but de ce travail étant d'apporter de nouveaux faits pour servir à l'histoire de cette entité morbide, pour l'atteindre nous avons largement mis à contribution les matériaux que nous avons trouvés dans le service de M. le professeur Gayet.

Le plan que nous avons cru devoir suivre dans ce mémoire est le suivant :

Dans le premier chapitre, nous étudierons l'état actuel des connaissances anatomiques sur le sujet qui nous occupe ;

Dans le deuxième chapitre, nous ferons l'historique de la question, jusqu'aux travaux les plus récents ;

Dans le troisième chapitre, nous passerons en revue les classifications proposées, et nous ferons l'anatomie pathologique de la lésion ;

Le quatrième chapitre sera consacré aux symptômes cliniques ;

Le cinquième chapitre, au pronostic et aux conclusions.

# CHAPITRE PREMIER

---

## Anatomie du corps vitré.

Le corps vitré est une masse sphéroïdale de substance gélatiniforme, diaphane, incolore, rénitente, de consistance variable avec l'âge et avec l'animal chez lequel on l'examine. Cette masse occupe tout l'espace compris entre la face posté- rieure du cristallin et la rétine, et remplit les deux tiers de la cavité du globe oculaire. M. Robin la compare au blanc d'œuf, la plupart des anatomistes, à la gélatine. Sa densité ne diffère guère de celle de l'eau ; chez l'homme elle est égale à 1,005 à la température de 15°.

Lohmeyer, Berzelius, Frerichs, Millon, se sont livrés à des analyses du corps vitré.

D'après leurs recherches, la quantité d'eau varie entre 98,40 et 98,63.

Dans toutes ces analyses, le chlorure de sodium et les subtances extractives représentent la partie fondamentale des masses solides.

Ajoutons que Schwalbe a découvert de la mucine dans le corps vitré de l'homme et des poissons ; d'après le même auteur, on n'en rencontrerait point chez le bœuf et très peu chez le mouton.

L'existence d'une membrane propre enveloppant cette masse gélatineuse, est encore discutée, et l'accord des anatomistes et des ophthalmologistes n'a pu se faire, malgré les débats et les nombreuses controverses.

Cependant, en examinant le fond de ces débats, il serait peut-être plus exact de dire, que la diversité d'opinions ne roule que sur ce fait, à savoir : si cette membrane appartient à la rétine ou au corps vitré.

Parmi ceux qui admettent l'existence d'une membrane hyaloïde, nous devons citer MM. Robin, Galezowski, Gayet, de Wecker, Sappey, Giraud-Teulon, Milne-Edwards, Schultze, Schwalbe, Langenbeck, Kölliker, Leydig, Ciaccio, Förster, Balfour, Beaunis, Bouchard, Fano et Arnold.

Parmi les adversaires de la membrane hyaloïdienne, les noms de MM. Henle, Lieberkühn, Iwanoff, Merkel, Kessler, Hannover, prince Charles de Bavière, Abadie et Piermé.

MM. Robin, Galezowski, de Wecker, Kölliker, admettent, nous avons dit, l'hyaloïde ; ils la décrivent même minutieusement et prétendent qu'elle donne naissance aux deux feuillets du canal de Petit. M. Sappey (1), tout en admettant l'existence de l'hyaloïde comme membrane distincte de la rétine, ne reconnaît pas sa division antérieure : « D'une part, dit-il, la lame qui s'étend de la terminaison de la rétine au cristallin est plus épaisse et plus résistante que l'enveloppe du corps vitré ; d'autre part, elle présente une structure complètement différente de celle de la membrane hyaloïdienne. »

M. Giraud-Teulon (2) s'exprime ainsi sur la capsule du corps

(1) Sappey. *Traité d'Anatomie descriptive.*
(2) Giraud-Teulon, *Dict. ency. des Scien. méd.* (Art. corps vitré).

vitré : « La membrane hyaloïde existe ; elle présente une enveloppe close de toutes parts et est constituée par un tissu hyalin extrêmement subtil et, comme les autres membranes vitrées, dépourvue de structure. »

Milne-Edwards dit de son côté, dans ses *Leçons sur la Physiologie* : « Cette tunique est tellement mince que quelques anatomistes ont révoqué en doute son existence ; mais elle offre assez de résistance pour supporter le poids du liquide emprisonné dans son intérieur. »

Schultze et Schwalbe affirment la possibilité de séparer l'hyaloïde de la limitante interne de la rétine sur toute l'étendue du corps vitré jusqu'à l'ora serrata.

Ce dernier auteur affirme que l'hyaloïde doit être considérée comme faisant partie intégrante du corps vitré (1). »

Max. Langenbeck (2) va plus loin et cherche les preuves de sa manière de voir dans l'existence d'une quatrième image, qui aurait échappé à Purkinje, et qu'il prétend apercevoir à l'œil nu, un peu en arrière de l'image de la cristalloïde postérieure, plus petite et plus pâle qu'elle, visible comme un petit point, suivant ses mouvements et en restant toujours également distincte, il l'attribue à l'hyaloïde qui tapisse la fossette hyaloïdienne.

Forster et Balfour admettent également l'existence d'une hyaloïde absolument indépendante de la rétine et font valoir, contre l'opinion de Henle, cette objection que chez les oiseaux la membrane hyaloïde n'est pas interrompue au niveau du peigne, mais qu'elle recouvre celui-ci sur toute sa surface. « Une très mince couche de mésoblaste, écrivent-ils dans leurs

(1) Schwalbe. *Samisch u. Graefe*, Bd. I, s. 458.
(2) Langenbeck. *Arch. de Nagel*, 1872.

*Eléments d'embryologie*, à la face postérieure et à la face antérieure de la lentille, s'isole du reste et forme la capsule du cristallin ainsi que le ligament suspenseur. Le reste du mésoblaste, en arrière de la lentille, donne naissance à l'humeur vitrée ; la couche qui se trouve en contact immédiat avec la rétine donne naissance à la membrane hyaloïde. Il n'est pas douteux que cette dernière membrane ne soit réellement un produit du mésoblaste et non des cellules épiblastiques de la rétine. »

Beaunis, Bouchard, Fano, Leydig, Ciaccio, se joignent aux auteurs que nous avons cités pour admettre l'existence de la membrane hyaloïdienne.

Arnold partage l'opinion de ces auteurs en s'appuyant également sur l'embryologie. Or, comme il admet que la zone de Zinn provient du mésoblaste extérieur à la vésicule oculaire, il ne peut admettre que l'hyaloïde ait une autre origine. S'il en est ainsi, l'hyaloïde n'est pas une dépendance de la rétine, puisque la rétine ne provient pas du feuillet moyen, et n'est qu'une partie de la vésicule oculaire.

Dans le camp opposé, Henle, le premier, considéra l'hyaloïde comme appartenant à la rétine, et lui donna le nom de limitante hyaloïdienne. Voici, d'après M. Piermé, l'opinion de Henle : « L'hyaloïde, comme membrane propre, n'existe pas. Cette soi-disant membrane n'apparaît que lorsqu'on fait la séparation entre la rétine et le vitré. Ce dernier emporte la membrane limitante de la rétine qui, étant alors considérée comme enveloppe du corps vitré, a deux noms différents d'après la manière dont la préparation anatomique a été faite (1). »

Iwanoff fut le premier qui accepta la manière de voir de

(1) *Annales d'oculistique*, tome LXIV.

Henle (1). « La preuve irréfutable qu'une hyaloïde n'existe pas comme membrane propre, nous la devons à Henle, jusque-là, dit-il, les anatomistes décrivirent une hyaloïde, guidés non-seulement par une simple supposition de son existence, comme le croit Henle, mais bien plutôt par ce fait que la limitante se décollait facilement de la rétine et suivait le corps vitré dans la plupart des décollements artificiels de ce dernier. On obtenait donc ainsi le corps vitré entouré d'une membrane. Ce décollement de la limitante d'avec la rétine, quand on isole le corps vitré des autres enveloppes de l'œil, représente le fait le plus habituel dans les cas où les yeux sont généralement enlevés du cadavre de 12 à 25 heures après la mort.

« Déjà même après 6 heures, l'adhérence de la rétine à la limitante est plus lâche que l'union de cette dernière avec le corps vitré. Le décollement de la limitante s'observe également presque toujours sur des yeux frais, si le corps vitré est enlevé en même temps que la lentille, et ceci est la conséquence de l'union intime de la zonule de Zinn avec la limitante. »

Après Iwanoff, Merkel adopta cette manière de voir que la limitante appartenait anatomiquement à la rétine et que l'existence d'une hyaloïde était à rejeter.

Lieberkühn (2) est de l'avis de Henle, d'Iwanoff et de Merkel et considère, comme ces derniers, la limitante hyaloïdienne comme une membrane unique.

Hannover (3) se prononce contre l'existence d'une hyaloïde.

(1) *Beitrâge zur Ablôsung des Glaskörpers.* Archiv. für, Ophthalm. — Bd. 15, Ab. II, S. 51.

(2) Liberkühn. *Ueber das Auge der Wirbelthier. Embryo.* Schriften der Gesellschaft zur Beforderung der gesammten Naturwissenchaften. Marburg, 1872, S. 344 u. 345.

(3) Hannover. *La rétine de l'homme et des vertébrés,* 1876. S. 130.

À son avis, il n'existe qu'une membrane limitante interne, une membrane séreuse, indépendante et sans structure, avec une seule couche épithéliale sur sa surface interne, et point de membrane hyaloïde propre et distincte (1). »

Kessler (2) écrit : « Cette membrane limitante de la surface interne de la vésicule oculaire, qui existe déjà avant l'apparition du corps vitré, pour laquelle, au point de vue de l'évolution, la dénomination de membrane *hyaloïde* semble la moins convenable, reste pour toujours le seul mur de séparation entre le corps vitré et la vésicule oculaire, je veux dire la rétine. »

Dans un récent mémoire, le prince Charles de Bavière (3) accepte également l'interprétation de ces derniers : « Mes recherches microscopiques, dit-il, n'ont pu m'amener à une autre opinion. Dans le décollement du corps vitré, celui-ci se décolle toujours de telle façon qu'on le trouve sans enveloppe membraneuse, tandis que la limitante reste sur la rétine comme faisant partie intégrante avec celle-ci. » Cette dernière manière de voir est aussi celle de MM. Abadie et Piermé.

Pour nous, s'il nous est permis d'émettre une opinion, nous admettons avec la plupart des auteurs, l'existence de la membrane hyaloïde. Les expériences suivantes que nous avons répétées sur des yeux de bœufs frais et sur des yeux humains énucléés à l'autopsie du cadavre, nous ont paru absolument convaincantes.

Après avoir extirpé avec soin le corps vitré, nous le plaçons, à l'exemple de M. Beauregard (4), avec précaution sur un filtre,

---

(1) Prince Charles de Bavière, *Beiträge zur Anatomie und Pathologie des Glaskorpers* (Archiv. f. Ophthal. Bd. 25 Abt. III).

(2) *Zur Entwickelung des Auges der Wirbelthiere*, 1877.

(3) Ch. de Bav. *Loc. cit.*

(4) Beauregard. Etude du corps vitré. *Journal de l'Anat. et de physiologie de l'homme et des animaux*, 1880, page 233.

la zone de Zinn se trouvant à la partie supérieure. Nous laissons
en place la capsule postérieure du cristallin, de peur d'entraîner avec elle des portions de la masse gélatineuse et nous trans-
perçons avec une aiguille, d'avant en arrière, le corps vitré.
Peu à peu le liquide s'écoule et au bout de 12 heures il ne reste
sur le filtre qu'une membrane, c'est l'hyaloïde. Après avoir
laissé macérer pendant 12 heures environ, filtre et résidu dans
de l'eau colorée par la fuschine ou le vert d'aniline, il est facile
d'isoler ce résidu. Si on le place alors dans un vase rempli
d'eau, on voit qu'il est uniquement formé d'une membrane très
mince en forme de sac globuleux. Après avoir enlevé la capsule
postérieure du cristallin, on peut insuffler la poche et
obtenir ainsi un ballon coloré d'un volume presque égal à
celui du corps vitré primitif. Ces expériences, que nous avons
plusieurs fois répétées, n'ont pas varié dans leurs résultats.

D'un autre côté, le vitré abandonné à l'air libre pendant
24 ou 36 heures, et à une température de 18° à 20°, diminue de
volume, perd sa consistance primitive, devient complètement
liquide et, dans cette masse liquide, apparaît une membrane
incomplètement distendue et plissée. Examinée au microscope,
cette membrane présente souvent les cassures nettes, simulant
exactement les déchirures d'une lame vitreuse. Cette membrane ne peut être autre que l'hyaloïde.

Nous ne pouvons croire avec Henle, Iwanoff, Merkel,
Liberkühn, etc., que l'hyaloïde trouvée sur les corps vitrés,
dépouillés de la rétine, ne soit autre chose que la limitante
nterne.

Voici ce que M. Nuel (1) dit à son sujet : « L'élargissement

(1) Nuel, *Dictionnaire encyclopédique des sciences médicales*, 3e série,
m. IV, 1876, Art. Rétine (Anatomie).

basal, ou pied de la fibre de soutien, se touche intimement avec ses voisins et constitue ainsi la membrane limitante interne . . . . . . Les pieds des fibres de soutien, tout en se touchant pour former une membrane continue, ne se confondent pas cependant dans leur substance. Un réseau de lignes rendues visibles par le nitrate d'argent révèle une substance intercellulaire, interposée entre deux pieds voisins. « L'opinion de M. Nuel, dit M. Auquier (1), implique, comme on le voit, une adhérence très solide entre la membrane limitante et les autres couches de la rétine, puisque les prolongements de cette première concourent à la formation de la charpente même de la rétine. »

Plus loin, M. Auquier ajoute : « On sait en effet aujourd'hui que la limitante est formée par l'épanouissement des fibres radiaires. Les fibres de soutien, après avoir parcouru la majeure partie de l'épaisseur de la rétine, se terminent sur la face interne de la tunique nerveuse, et leurs pieds épanouis et accolés les uns aux autres forment la limitante. Cette couche est donc fortement adhérente à la rétine. Le vitré, au contraire, n'a avec la rétine que des rapports de contact, sauf au niveau de la papille et de l'ora-serrata, où leur union devient plus intime. Il est difficile de croire que les fibres de Muller se rompent aussi aisément que le pensent certains ophthalmologistes, pour laisser la limitante suivre la vitrine qui ne lui adhère que faiblement. Ce qui précède nous amène à rejeter le décollement de la limitante, et confirme notre opinion sur l'existence d'une membrane distincte, qui englobe le corps vitré et n'est autre que l'hyaloïde.

La texture du corps vitré a aussi fort occupé les anatomistes

(1) Auquier, *Du Décollement hyaloïdien*, Montpellier 1878.

et fait naitre au moins autant d'opinions que l'existence de sa membrane d'enveloppe.

Une première difficulté se présentait d'abord, c'était l'extrême facilité avec laquelle s'écoulait le contenu à la moindre ouverture de l'hyaloïde.

Demours (1), en 1741, en obtint la solidification en congelant l'œil. Le corps vitré lui parut composé de glaçons, en forme de pyramides à pointes tournées vers le centre de l'organe. Chacun de ses glaçons pouvait être isolé, et Demours crut reconnaître à leur surface une fine membrane. Ce fut l'origine de cette théorie qui considérait le corps vitré comme formé par un liquide emprisonné par un grand nombre de fibres fines dirigées dans tous les sens, anastomosées entres elles. Haller, Petit, Zinn, Delle Chiage admirent ce cloisonnement. Cependant Zinn, crut reconnaître que la périphérie du corps vitré congelé était décomposable en lamelles imbriquées à la façon des pellicules d'un oignon.

Duncan et Sappey soutiennent également cette manière de voir.

La seconde époque de l'étude du corps vitré fut marquée par la substitution des réactifs durcissants à la méthode de congélation.

En 1836, Pappenheim (2) employa le carbonate de potasse et conclut que la masse de l'organe est formée de couches concentriques, parallèles à l'hyaloïde.

En 1845, Brücke (3), au moyen de l'acétate de plomb, crut reconnaître une grande quantité de fines membranes se recouvrant à la manière des écailles d'un oignon.

(1) Demours, *Mémoires de l'Académie des sciences*, 1741.
(2) Pappenheim, *Die specielle Geveblehre des Auges*, 1836.
(3) Brücke, *Ueber den inneren Bau des Glaskorpers in Muller's*, Arch. 1843.

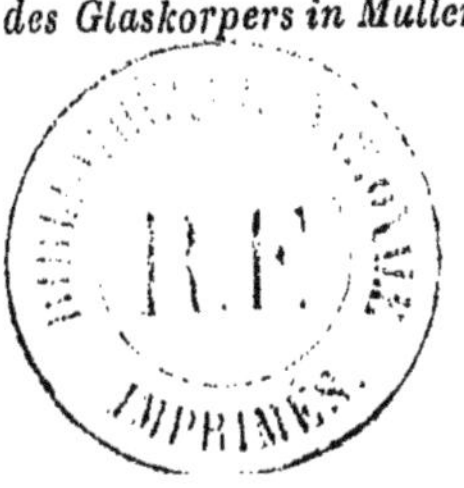

2

En 1845, Hannover (1) eut recours à l'acide chromique. Il reconnut chez le bœuf et chez les mammifères, des couches concentriques qui pouvaient se séparer à la manière des feuillets d'un livre. Il admit chez les animaux des cloisons membraneuses concentriques.

Mais chez l'homme, au contraire, ces membranes formeraient une grande quantité de cloisons radiales, s'étendant du centre à la périphérie.

En 1855, Finkbeiner (2) eut recours au sublimé et confirma les résultats de Hannover.

Mais dès 1841, Henle s'éleva contre l'existence de membranes dans le corps vitré. Virchow adopta cette dernière manière de voir (3). Kölliker, Bowmann (1868) considérèrent également ces membranes comme dues à des réactifs durcissants.

En 1868, Smith (4) conclut de ses expériences que le corps vitré est stratifié dans ses couches périphériques, tandis que sa partie centrale présente une disposition radiaire.

En 1869, Stilling (5), au moyen de liquides colorants versés goutte à goutte sur des sections équatoriales de corps vitrés frais faites dans l'eau, crut remarquer que la substance colorante limitait 16 à 12 stries concentriques à la périphérie de l'organe, et 3 à 4 stries radiales dans sa partie centrale.

En 1870, Iwanoff reprit ses mêmes expériences et arriva à peu près aux mêmes résultats (6).

---

(1) *Entdeckung des Baues des Glaskörpers Muller's*, Arch. 1845.
(2) *Zeitschr. f. Wissensch*, zool. 1855. tom VI.
(3) *Notiz über den Glaskörper*, arch. f. path. Anatom. tom. IV et tom V.
(4) *Structur of the aduet human vitreous humour Lancet*, 1868, tom II.
(5) *Eine studie überden Baudes Glaskorpers*, arch. für, ophth. 1869, t. XV.
(6) Iwanoff, *Arti. Glaskörper Stricker's-Handbuch.*

En 1874, Schwalbe (1) reprit les expériences d'Iwanoff. Il ne put reconnaître la structure décrite par les deux précédents auteurs. Par des injections par la gaîne du nerf optique, et par des injections directes dans le corps vitré, il réussit, une seule fois, à remplir deux cavités parallèles concentriques dans la région corticale.

Ciaccio (2) décrit un grand nombre de fibres fines dirigées dans tous les sens, anastomosées et fixées sur la face interne de l'hyaloïde.

M. Milne Edwards exprime ses doutes sur le cloisonnement du corps vitré en se demandant si « ces apparences ne seraient pas dues à l'emploi des réactifs dont ces auteurs ont fait usage dans leurs investigations. (3) »

M. Piermé admet la stratification du corps vitré ; il y voit un noyau homogène et une écorce à couches concentriques.

Pour nous, il nous a toujours été impossible de constater l'existence de ces membranes dans les différentes expériences que nous avons faites dans le but de démontrer l'existence d'une hyaloïde. Nous savons qu'en avant de l'ora-serrata de la rétine, nous trouvons dans le corps vitré une structure fibreuse plus ou moins prononcée, et nous croyons, avec M. Beauregard, que l'origine des idées émises au sujet d'une texture membraneuse dans le corps vitré, se trouve peut-être dans ce fait qu'avec le lambeau postérieur à l'ora-serrata, on aura pu enlever quelques traces des parties antérieures à cette zone. Cet examen demande, en effet, les plus grandes précautions, surtout si on a affaire à des corps vitrés de petits animaux.

*Structure histologique du corps vitré.* — D'après Coccius et

(1) Schwalbe, *Der Glaskörper. Handbuch von Graefe et Sœmisch.* 1874.
(2) *Archives de Nagel*, 1872, page 60.
(3) *Leçons sur la Physiologie*, tom. xii.

Leydig des cellules épithéliales pavimenteuses tapisseraient la face interne de l'hyaloïde ainsi que les membranes traversant le corps vitré.

Leydig nous fait connaître une préparation remarquable de Coccius. Après avoir enlevé la membrane hyaloïde, il laisse le corps vitré se dessécher. Dissolvant ensuite les cristaux de sel marin dans une goutte d'eau distillée, il aperçoit un grand nombre de cellules d'épithélium pavimenteux, qu'il attribue aux membranes traversant le corps vitré. Henle considère comme plus vraisemblable que ces cellules ont été mêlées au corps vitré pendant la préparation, et qu'elles proviennent d'autres parties de l'œil (1)

Hannover (2) et Finkbeiner (3), décrivirent un épithélium à la face interne de cette membrane.

Le corps vitré est sans structure appréciable, dit Merkel, en acceptant un canal hyaloïdien dans le corps vitré comme vestige de l'artère hyaloïdienne fœtale.

Robin (4) s'exprime ainsi : « le corps vitré extrait de sa cavité, abandonne un liquide et laisse une substance striée analogue au mucus et non aux tissus. »

Pour Virchow, le corps vitré est formé de cellules arrondies, filiformes ou étoilées, et il peut être considéré comme le type histologique du tissu muqueux.

Donné (5) y a trouvé des corpuscules et les a décrits.

Duncan a démontré qu'un grand nombre de cellules entrent dans la composition muqueuse du corps vitré.

(1) Henle, Bericht. 1860, p. 122.
(2) *Anat. et physiol. de la rétine*, 1878.
(3) *Loc. cit.*
(4) Programme du Cours d'histologie, 1870.
(5) Galezowski, *Traité des Maladies des yeux*.

Weber a vu dans le corps vitré une quantité considérable de cellules étoilées (1).

Kölliker en parle en ces termes: « Le corps vitré présente à la vérité, dans les premiers temps de la vie, une structure qui rappelle en quelque sorte celle du tissu cellulaire embryonnaire ; mais, dans la suite, toute trace de structure disparaît, au moins dans les couches internes du corps vitré, qui alors n'est formé que d'un mucus plus ou moins consistant. »

Pour Frey également, le corps vitré n'est qu'une substance fondamentale muqueuse.

En 1865, Iwanoff (2) décrit dans les couches superficielles du corps vitré, des fibres conjontives très déliées, disposées en faisceaux entre lesquelles il observe trois sortes de cellules.

Ce sont :

1° Des cellules rondes à grands noyaux, entourées d'un protoplasma à grosses granulations. Elles se trouvent principalement dans les parties antérieures du corps vitré, et, chez l'enfant, elles présentent généralement plusieurs noyaux ;

2° Des cellules fusiformes et étoilées siégeant sur toute la périphérie du corps vitré ;

3° Des cellules rondes, très caractéristiques, renfermant dans leur intérieur une grande vésicule entièrement transparente. Cette vésicule est unique dans les cellules complètement développées ; elle en remplit toute la capacité et ne laisse subsister qu'une petite place à la périphérie, dans laquelle se loge un noyau entouré de protoplasma.

Plus tard, Iwanoff (3) fit une série d'expériences sur des

(1) Ueber den Bau des Glaskörpers, Virchow's. Arch. Bd. 19, 1860.
(2) V. Graefe's Arch. F. Ophth., Bd. XI. Abth. I, S. 155.
(3) Centralblatt für med, Wissenschaften, 1868, n° 9.

grenouilles ; elles l'amenèrent à cette conclusion : que, « dans le corps vitré sain, il se faisait une immigration de globules blancs. »

En 1869, Blix (1), par ses recherches, arriva aux mêmes résultats.

En 1874, Schwalbe (2) fit connaître les résultats de ses expériences en ces termes : « Les cellules du corps vitré proviennent des vaisseaux voisins ; ce sont, par conséquent, des globules blancs du sang immigrés, dont l'immigration dans la substance gélatineuse du corps vitré provient particulièrement des vaisseaux du corps ciliaire et de la papille du nerf optique.

Potiechin (3) considère comme prouvé le fait que le corps vitré adulte ne possède que des cellules migratrices, et cherche de quelle manière peut se développer un tissu ainsi privé de cellules fixes (4).

Milne-Edwards considère au corps vitré deux parties : un liquide visqueux (humeur) renfermé dans une enveloppe (hyaloïde).

Giraud-Teulon (5) admet l'existence des cellules, mais il ajoute : « La délicatesse extrême et la transparence des éléments rendent ici quelque peu insuffisants les témoignages du microscope. »

---

(1) Studien oferer Glaskroppen, méd. Ark. 1869.

(2) Handbuch der gesam, Augenheilk. Von Sœmisch und Græfe).

(3) *Archiv. F. path. anat. und physi.* von Virchow. 72, Bd., 2. Heft, S. 157.

(4) Prince Charles de Bavière ; *Beiträge zur Anat. und Pathol. des Glaskörpers.* Arch. f. ophth. Bd XXV-Abth. III.

(5) *Dict. encycl.,* corps vitré.

Enfin, dit de Graefe (1) : « La pathologie nous interdit de douter de l'existence dans le corps vitré d'une trame cellulaire susceptible de devenir malade d'une manière indépendante. Ce qui le prouve, c'est la suppuration aiguë du corps vitré qui se produit quelquefois sans communication des membranes externes, et sur un point circonscrit du corps vitré. Je crois même, dit-il, qu'au point de vue clinique, la suppuration du corps vitré doit être séparée de la choroïdite suppurative. »

Wecker admet l'opinion de de Graefe (2) : « On sait, dit cet auteur, que le prolapsus du corps vitré, d'abord tout à fait transparent, prend peu à peu, avant d'être éliminé, l'aspect du muco-pus. Des recherches microscopiques récentes ont démontré que cet aspect résulte du développement d'un très grand nombre de petites cellules mal définies quant à leur caractère, mais voisines, pour la forme, du globule purulent. »

MM. Pouchet et Tourneux (3) considèrent le corps vitré comme une variété de tissu lumineux avec une matière amorphe peu consistante chez les mammifères. Des leucocytes errants, des fibres lumineuses, des cellules étoilées et des cellules arrondies se rencontrent surtout au niveau de la zone de Zinn.

En 1877, Kessler (4) fit des recherches sur la structure du corps vitré. Pour lui ce corps n'est autre chose qu'un transudat contenant des hématies en voie de régression.

Les éléments cellulaires qu'on trouve chez l'adulte, ne sont

(1) *Annales d'Oculistiq.*, t. LIV, p. 56.
(2) De Graefe, *Annales d'Oculist.*,, t. LIV, p. 56.
(3) *Précis d'histologie et d'histogénie.* 1878.
(4) Zur Entwickelung des Auges der Wirbelthiere, 1877.

autre chose que des hématies nouvelles fournies par les vaisseaux et surtout par la papille.

Enfin, M. Beauregard (1) tire de ses nombreuses recherches la conclusion suivante : « D'après ce que nous venons de dire, le corps vitré est formé d'une substance homogène contenant à sa périphérie seulement des éléments cellulaires. La forme type de ces éléments est sphérique ou légèrement allongée ; elle est donc la même que celle des éléments embryo-plastiques non encore différenciés à l'état de cellules étoilées ou fusiformes. Les réactions qu'ils présentent me paraissent également plaider en faveur de ce rapprochement. En effet, sous l'influence du picro-carminate le noyau se colore vivement, tandis que le corps cellulaire, plus réfractaire à l'action du réactif, ne prend qu'une très faible teinte rosée, ou même reste complètement incolore. Par l'acide acétique le corps cellulaire qui se gonfle très peu devient transparent et homogène, en même temps que le noyau très contracté devient irrégulier, le plus souvent comme étranglé par son milieu et courbé en arc. Ce sont là des réactions très différentes de celles que présentent les hématies ou les leucocytes »

*Développement du corps vitré.* — Baer considérait le corps vitré comme n'étant que le liquide de la vésicule oculaire primitive. Aujourd'hui, tout le monde regarde le corps vitré comme une dépendance du mésoblaste qui entoure la vésicule oculaire.

D'après Schœler (2) les éléments du mésoblaste pénétrent dans la cavité de la vésicule oculaire au niveau du bord inférieur du cristallin. Remak se rangea à cet avis. Kölliker et

1) Etude du corps vitré (*Journal de l'anat. et de la phys.* 1880.)
(2) *De oculi evolutione*, Milan, 1849.

Lieberkühu prétendirent (1) que l'introduction des éléments du mésoblaste se faisait également par la partie antérieure de l'œil. His, Sernoff (2), Arnold (3) adoptent la manière de voir des deux précédents auteurs.

Kessler rejette toute participation du mésoblaste à la formation du corps vitré.

Le corps vitré est traversé pendant la vie fœtale par un cordon vasculaire qui gagne la fossette hyaloïdienne, et forme, entre lui et le cristallin, un réseau qui embrasse la cristalloïde postérieure. Des mailles périphériques de ce réseau partent de fins rameaux qui se réfléchissent sur la cristalloïde antérieure pour de là se rendre à la membrane capsulo-papillaire, tandis que d'autres se portent vers la zonule de Zinn. Ces vaisseaux disparaissent vers la fin de la vie fœtale; ils s'oblitèrent successivement d'abord dans la cristalloïde antérieure, puis dans la postérieure, et en dernier lieu dans le corps vitré. Nous verrons plus tard que dans de rares cas ces vaisseaux ne s'oblitèrent qu'incomplètement. On rencontre alors dans l'intérieur du corps vitré un paquet de vaisseaux attaché à la papille et flottant dans l'intérieur de ce corps.

En 1879, Virchow, jun. (4) communiqua à la Société physico-médicale de Vürtzbourg le résultat de ses recherches, sur les vaisseaux hyaloïdiens, chez les embryons de cochons de 8 à 9

(1) Lieb. Ueber das Auge der Wirbelthierembryo, 1872.

(2) Ueber die Entwickelung der Linsenkapsel in der russischen Kriegsartzlichen Zeitsch. Jahrgang, 1871.

(3) Arnold. Beitrage zur Entwickelungsgeschichte des Auges. Heidelberg, 1874.

(4) Virch. jun. H. Glaskorpergefässe and Gefasshaltige, Linsenkapsel bei thierischen, Embryonen. *Sitzung der physical.-med.*Gesellsch. zu Vürtzburg von 24 mai 1879.

c.m. de long. Ici les vaisseaux proprement dits du corps vitré
se trouvent exclusivement dans sa surface supérieure, recou-
verts cependant par une mince couche de sa substance. Ils
aboutissent, au niveau de l'équateur de la lentille, aux vaisseaux de la capsule sans prendre aucune disposition circulaire.

Le canal hyaloïdien a été découvert par Cloquet chez le fœtus;
d'après cet auteur, c'est là seulement que ce canal existerait.

MM. Meissner Sæmisch, Zehender, Toussaint, Stoer, Mooren,
de Wecker, Galezowski, Gayet ont constaté la persistance
de l'artère hyaloïdienne sans que ce vaisseau ait gêné la vision.

D'après Stilling (1) le corps vitré adulte de l'œil humain et
de celui des mammifères possède un canal central.

« Il n'est point de doute, dit-il, que ce canal se rencontre
toujours dans l'œil parfaitement formé des mammifères. Son
diamètre varie dans une assez forte mesure chez les diverses
espèces. Chez l'homme, le cochon, le lapin, le cheval, le
cerf, le chevreuil, il est relativement considérable : 2 mm.
et au-delà. Chez la brebis, le mouton, le canal est plus étroit,
et son diamètre, chez ces derniers, par exemple, n'est que d'un
1/2 à 1 mm. — En général, le diamètre du canal s'accroît avec
le diamètre transversal de la papille optique.

Stilling fait jouer à ce canal un certain rôle dans la nutrition
du corps vitré.

Les recherches de Smith (2), l'ont amené à des résultats
identiques à ceux de Stilling.

(1) *Eine Studie über den Bau des Glaskörpers.* — Arch. für, ophth. Bd XV.
— Abtheil., III, p. 300.
(2) *The Lancet*, september, 1868.

# CHAPITRE II

### Historique

C'est au xviiie siècle que nous devons faire remonter les premiers travaux faits sur la pathologie du corps vitré.

Morgagni, nous livre une étude très intéressante sur la dissolution de l'humeur vitrée ; il la trouve, dans ses recherches, remplacée en plus ou moins grande partie, par un liquide clair et transparent. Il nous apprend également qu'avant lui, Rossinius s'était occupé de la même question.

Au xixe siècle, Demours (1), abordant le même sujet, s'exprime ainsi : « Dans les yeux amaurotiques, ouverts après la mort, pour connaître l'état de l'intérieur du globe, j'ai presque toujours trouvé le corps vitré dissous en partie ou en totalité ».

Nous voyons que Demours, de même que Morgagni, n'a cru avoir affaire qu'à des dissolutions, qu'à de simples synchysis du corps vitré.

Leurs successeurs reprennent la question, mais sans y apporter aucune lumière nouvelle. Ammon, Himly, Wardrop, continuent à ne voir que des ramollissements du corps vitré.

De Graefe se livra, à son tour, à des recherches sur la patho-

_______

(1) *Précis théorique et pratique sur les maladies des yeux*, Paris, 1821.

logie du corps vitré. Il n'est frappé que par une lésion unique :
« les dissolutions de l'humeur vitrée, » et il les divise en
ces termes : « Nous devons absolument séparer la simple dissolution du corps vitré (synchysis) de la dissolution floscon-
neuse, comme deux états maladifs qui dépendent de tout
autres causes, qui ont une tout autre signification et qui présentent une terminaison toute différente (1). »

Après De Graefe, Arlt (2) continue la confusion, et classe
les dissolutions du corps vitré en différents groupes, dépen-
dant de causes différentes.

Le ramollissement est toujours le fait dominant, c'est lui qui
absorbe tous les regards et qui semble voiler le décollement.

C'est à H. Müller que revient le mérite d'avoir reconnu et
signalé, le premier, le décollement proprement dit du corps
vitré.

Nous empruntons au travail d'Iwanoff (3), la communication
que H. Müller fit, dès 1856, au congrès physico-médical de
Würtzbourg :

« Le corps vitré, dit-il, dans la description d'un œil glaucômateux privé depuis longtemps de la vue était, en arrière,
en grande partie liquide ; en avant, au contraire, derrière la
zonule, se trouvait un anneau de substance gélatineuse assez
consistante. Les troubles blanchâtres ou brunâtres de certains
endroits, provenaient de molécules pâles ou de granulations
pigmentaires d'un rouge brun. H. Müller crut reconnaître ici,
comme dans d'autres cas, un décollemeut du corps vitré d'avec
la rétine, qui, sous bien des rapports, est analogue au décollement de la rétine d'avec la choroïde. »

(1) Graefe. *Archiv. f. Ophth* Bd. I. *Abth.* I, S. 361.
(2) Arlt. *Die Krankheiten des Auges*, Bd. III, S. 16.
(3) Iwanoff. *loc. cit.*

Cette communication passa inaperçue dans le monde des ophthalmologistes, comme le dit Iwanoff, qui ajoute (1) :

« Moi, du moins, j'ignorais ce fait, quand au Congrès de Paris, je traitais du décollement de l'hyaloïde ; Knapp et Nagel ne savaient probablement aussi rien de son existence. »

Ce fut le 14 août 1867, au Congrès périodique international d'ophthalmologie de Paris que le décollement du corps vitré fit son entrée officielle, si je puis m'exprimer ainsi, dans la science.

Iwanoff communiqua à ce Congrès un cas de décollement dans lequel « le corps vitré présente cette forme d'infundibulum que nous offre la rétine quand elle est décollée d'avec la choroïde. » Ce même auteur ajoute avoir eu l'occasion d'observer trois fois ce processus sur 300 yeux examinés.

MM. Knapp, de Gouvêa, Beck, Pagenstecher, Vacca, Nagel, Otto Becker, Stellwag von Carion, Brière (du Hâvre), Badal publièrent diverses relations sur le même sujet.

M. Galezowski (2), dans une étude très intéressante sur le décollement de la membrane hyaloïdienne, enrichit la science de cinq cas nouveaux qu'il a lui-même observés, et déduit des analogies qu'il a trouvées dans ses observations, les symptômes de l'affection dont nous parlerons plus tard.

Dans leur traité des maladies du fond de l'œil, MM. de Jaeger et de Wecker représentent (fig. 54) un décollement hyaloïdien postérieur.

(1) Iwanoff, *loc. cit.*

(2) Galezowski. *Gazette médicale de Paris* 1877, p. 107. Etude sur le décollement de la membrane hyaloïdienne. — Mémoire lu à la Société de Biologie.

M. Abadie, dans son *Traité des maladies des yeux* (tome II, page 204), parle assez longuement de la même affection, tout en faisant quelques réserves sur la valeur des résultats nécropsiques et ophthalmoscopiques rapportés par les auteurs qui, avant lui, se sont occupés de la question.

Iwanoff[1] lui-même reprit le sujet, et publia une monographie très intéressante dans laquelle il nous offre trente nouveaux cas de décollement du corps vitré.

En 1878, M. Auquier [2], dans sa thèse inaugurale qui a pour titre : *Du décollement hyaloïdien*, cite 22 observations nouvelles de décollement puisées, nous dit-il, dans la riche collection de pièces pathologiques de l'éminent professeur M. Gayet.

Cette thèse appelle de nouveau l'attention des ophthalmologistes sur ce sujet, et soulève une vive discussion dans laquelle le professeur Poncet exprime son étonnement, et va même jusqu'à nier l'existence de la plupart des cas signalés par M. Auquier. Il en attribue un certain nombre au mode d'étude employé par l'auteur, et, ignorant sans doute tous les cas de la littérature allemande, il mérite le reproche que lui fait le prince Charles de Bavière de ne connaître que trois ou quatre cas, quand Iwanoff fournit à lui seul des observations bien plus nombreuses.

En 1879, le docteur Prince Charles de Bavière [3], dans ses savantes recherches sur l'anatomie et la pathologie du corps vitré, nous fait savoir que, sur cent yeux examinés par lui, il constata les décollements du corps vitré dans le rapport 2 : 10.

(1) Iwanoff. *loc. cit.*
(2) *Du décollement hyaloïdien*, Montpellier 1878.
(3) Docteur Prince Charles de Bavière. *Beiträge zur Anatomie und Pathologie des Glaskörpers*. Archiv. f. Ophth. Bd XXV. Abtheil III. S. 111, 1879.

En 1881, Dimmer (1) reprend la question. Après avoir passé en revue les principales causes du décollement, il reconnaît que dans un très grand nombre de cas le diagnostic clinique est matériellement impossible, seule l'observation d'un décollement, suite d'extraction de cataracte, dit-il, ou de myopie peut être accessible à l'ophthalmoscope.

Les descriptions que nous donnent, dans ce dernier cas, de Graefe, Brière, L. Weiss et Galezowski ne s'accordent pas entre elles.

M. Magni (2), en 1882, nous donne le résultat de ses recherches sur des yeux atteints de décollement qu'il a trouvés dans la collection anatomique de la clinique ophthalmologique de Bologne. Il reconnaît différentes formes de cette affection. Mais, pour lui, le décollement de l'hyaloïde, par épanchement de liquide au-devant de la rétine, est très rare chez le myope, parce que le corps vitré étant mou, dit-il, dans sa partie postérieure, le liquide épanché se mêle facilement avec lui.

Enfin, MM. L. de Wecker et Landolt (3) dans leur excellent traité d'ophthalmologie, consacrent un article très intéressant à l'affection qui nous occupe, et nous tracent quelques caractères qui la différencient du simple synchysis, « dont la confusion est si facile à commettre et si difficile à éviter. »

Ces auteurs ne sont pas parvenus à porter le diagnostic du décollement sur le vivant, et ils ne croient la chose possible que par intuition. Nous parlerons, dans les symptômes cliniques, des quelques caractères qui peuvent mettre sur la voie de la lésion.

---

(1) Dimmer. *Klinische Monastblätter für Augenheilkunde*, août 1881.

(2) Magni. *Rivista clinic di Bologna* 1882.

(3) L. de Wecker et Landolt. *Traité complet d'ophthalmologie*, tom. ii, fasc. ii, 1884.

# CHAPITRE III

Classifications. — Anatomie pathologique.

Nous avons dit, dans le chapitre précédent, que l'intéressante communication de H. Müller avait passé inaperçue.

Le sujet fut repris plus tard par un grand nombre d'auteurs ; chacun proposa une classification plus ou moins artificielle.

Iwanoff (1), le premier, dans son mémoire de 1869, place la question sur son véritable terrain. Il distingue le synchysis du décollement et montre que de Arlt les a confondus. « Le décollement du corps vitré, dit-il, produit par un acte violent ou par quelques autres perturbations profondes de la vitalité de l'œil, constitue un processus pathologique dans le vrai sens du mot, tandis que le synchysis de ce corps, lequel se présente comme un produit du marasme sénile de l'organisme, comme le gérontoxon, la destruction de la lentille et d'autres modifications séniles, se trouve sur les limites d'un processus pathologique et physiologique. »

Pour l'œil myope, cet auteur admet que le décollement se produit par *hydrops ex vacuo*, grâce à une augmentation

(1) Iwanoff, *loc. cit.*

des diamètres oculaires. C'est encore le même mécanisme qui amène le décollement du corps vitré dans la dilatation de la cornée, consécutive au pannus, à la kératite, à la kératocone et aux staphylômes de la cornée.

Le même phénomène peut encore se produire dans les ectasies du globe oculaire avec scléro-choroïdite postérieure, affection qui accompagne si souvent les myopies extrêmes.

Il fait une classe à part des décollements d'origine traumatique, suite d'une perte abondante de la vitrine, dans les extractions de cataracte, par exemple.

Il fait une étude à part également des décollements du vitré consécutifs à l'introduction de corps étrangers. Il signale les décollements qui surviennent à la suite d'abcès du corps vitré, mais nulle part, dans son mémoire, nous ne trouvons de classification proprement dite, ce mémoire étant plutôt une étude d'anatomie pathologique qu'un travail d'ensemble sur le sujet qui nous occupe.

Le Prince Charles de Bavière reprenant la question, reste a peu près sur le terrain de l'anatomie pure. Il s'attache surtout à la discussion sur l'existence d'une hyaloïde propre, et adopte sur ce point la manière de voir d'Iwanoff. Bien qu'il ait entre les mains un nombre considérable de pièces et fait une statistique qui se rapproche beaucoup de la nôtre, lui non plus n'établit pas de classification méthodique.

M. Auquier, dans la troisième partie de sa thèse, groupe les décollements qu'il a eu à étudier en trois catégories :

La première comprend les décollements, suite de perte du vitré ;

Dans la deuxième, il classe les décollements dus à toutes les affections qui rompent l'équilibre entre le volume du corps vitré et la capacité de sa loge.

Dans la troisième, il range les décollements d'origine traumatique sans perte du vitré, et, dans un autre ordre, les kératites, les pustules varioliques de la cornée, les abcès et ulcères cornéens, l'iritis maligne et l'hyalitis.

Peu satisfait sans doute de cette classification, cet auteur en essaye une autre quelques pages plus loin, et, au point de vue de leur genèse, il divise alors les décollements en : 1° décollement par ablation ; 2° décollement par compression ; 3° décollement par ectasie, et 4° décollement par rétraction.

Au point de vue de la forme qu'affecte le décollement, il n'accepte pas les décollements coniques à sommet extra-papillaire d'*Iwanoff* et de *Noyes*, et considère seulement : 1° des décollements coniques à sommet papillaire ; 2° des D. antérieurs ; 3° des D. antéro-latéraux ; 4° des D. latéraux, et 5° des D. postérieurs.

Le nombre, à notre avis, trop considérable de variétés créées par cet auteur nous a poussé à chercher une classification plus simple, et nous devons dire que rien ne nous a été plus facile que de comprendre, par exemple, certains décollements antérieurs et antéro-latéraux parmi les décollements coniques dont ils marquent un stade d'évolution, et des décollements latéraux parmi des décollements postérieurs incomplets. D'un autre côté, comme il nous a été donné de constater la présence de formes coniques analogues à celles décrites par *Iwanoff*, nous n'avons pas cru devoir rejeter cette variété.

Tous les décollements qu'il nous a été donné d'observer sur les pièces comprises dans la collection de M. le professeur Gayet, du n° 600 à 700, peuvent, suivant nous, être facilement étudiés en les rangeant suivant leur étiologie.

Cette étiologie, en effet, nous permet de réunir ensemble :

1° les décollements spontanés qui forment sur certaines pièces la lésion essentielle, dominante, et dus très certainement à une affection idiopathique de la vitrine. Ces décollements sont fort rares, et c'est à peine si nous en avons trouvé 2 sur 100 yeux examinés ;

2° Les décollements secondaires, consécutifs à des processus inflammatoires ayant eu leur siège primitif, soit dans l'iris, soit sur la cornée, soit sur une membrane quelconque de la coque oculaire (décollements chez des malades atteints de buphthalmie, de staphylôme, d'irido-capsulite, de choroïdite, de rétinite, etc).

3° Les décollements d'origine traumatique caractérisés par les traces du passage, ou par la présence d'un agent vulnérant venu de l'extérieur.

Tous les décollements étudiés dans ces trois groupes peuvent, à notre avis, revêtir des formes différentes, qui n'ont rien de caractéristique, et qui ne sont autre chose que le même processus à ses différentes phases d'évolution. Il est facile de comprendre en effet, que si, par suite de ramollissement lent ou d'ectasie lente également, de la coque oculaire, la vitrine arrive à ne pouvoir plus remplir la place qui lui est réservée dans l'intérieur de l'organe, l'adhérence du vitré avec les parties voisines subsistera, le plus longtemps, là où elle est le plus intime, c'est-à-dire à la région antérieure, au niveau de l'ora serrata et de la cupule hyaloïdienne du cristallin, et, en arrière, au centre de la papille optique où se trouvent les derniers vestiges d'un canal embryonnaire que l'école allemande a décrit, même chez l'adulte, que M. le professeur Paulet figure également dans son *Atlas d'anatomie topographique*, mais dont le rôle nous paraît avoir été exagéré.

Cette adhérence étant encore rendue plus solide, parce que

c'est au niveau de la papille, comme nous le dit Schwalbe (1), que les lymphatiques de la rétine se relient avec ceux du corps vitré, nous avons ainsi l'explication de la forme conique.

Nous devons dire cependant, que nous avons vu cette adhérence tantôt absolument filiforme et facile à rompre, sans le moindre effort, (la pièce n° 613 nous en offre un exemple frappant), tantôt, au contraire, plus épaisse, comme on en trouve un beau spécimen figuré dans le mémoire de MM. Hoquard et Masson, dans les Archives d'Ophthalmologie (mars et avril 1883).

Il peut même arriver, dans ce cas, que le pédicule soit assez solide pour amener un décollement de la rétine, qui se trouve entraînée. (N⁰ˢ 400, 197 et 548 de la collection de la clinique, pièces qui, d'ailleurs, ont été photographiées également (2).

Si le processus inflammatoire est assez violent pour amener une rupture de ce pédicule, on retrouvera, à l'autopsie, toute la masse vitrée occupant la région qui se trouve immédiatement derrière le cristallin. Nous aurons donc un décollement absolument total ne rappellant plus en rien la forme conique.

Si le décollement est secondaire, il pourra être aussi, dans bien des circonstances, analogue aux décollements latéraux de M. Auquier, comme, d'ailleurs, il pourra prendre facilement la forme de décollement total. Tout dépendra de l'abondance, de la nature et de la situation de l'exsudat qui viendra se loger entre la rétine et le corps vitré.

Quand le décollement aura été la conséquence d'un projectile

---

(1) Schwalbe, *Ueber Lymphahnen der Netzhaut und des Glaskorpers*, Leipsig, 1873.

(2) Voir série K, n⁰ˢ 1, 2 et 3 de l'*Inconographie photographique* de la clinique ophthalmologique de la faculté de médecine de Lyon, par MM. Gayet, Hoquard et Masson...

qui se sera implanté dans la coque oculaire, dans une région quelconque, il est aisé de comprendre qu'à ce niveau une inflammation inévitable pourra, dans bien des cas, amener une soudure dont la persistance et les conséquences produiront, soit un décollement conique à sommet extra papillaire, soit un décollement total par suite du refoulement de la substance vitrée derrière le cristallin, grâce à un exsudat ou à un caillot provenant d'une hémorrhagie.

Les expériences entreprises, sur la proposition du professeur Iwanoff, par Henri de Gouvêa (1), expériences que nous avons traduites littéralement, mais dont nous ne donnerons ici que des extraits, viennent à l'appui de ce que nous venons de dire. Cet auteur, en effet, arrive à produire, dans sa première expérience, un décollement conique chez un chien, par une issue du vitré en assez grande quantité.

La nécropsie ayant été faite 5 jours après, la rétine s'était trouvée entraînée dans le décollement et séparée de la choroïde par un exsudat.

Sur un deuxième chien, la même expérience amène un décollement total non conique, et un décollement de la rétine, vers le bas, jusqu'à l'ora serrata.

Dans une troisième expérience, le vitré est enlevé en grande abondance, il n'en reste plus qu'une portion peu importante tassée derrière le cristallin ; la rétine est décollée en totalité sous forme d'entonnoir ; la choroïde est séparée de la sclérotique.

Dans quatre autres cas, dont l'autopsie a été faite après cicatrisation complète, une fois seulement le vitré était

_______

(1) H. de Gouvêa, Archiv. f. ophth. Bd. XV, Abth. I, S. 244.

décollé en totalité et seul ; dans les trois autres cas, la rétine avait participé à ce décollement.

Quelle que soit la forme affectée par le décollement, les caractères que présente cette affection au point de vue histologique diffèrent fort peu.

Faire l'anatomie pathologiqne des lésions que nous présentent alors les membranes et les milieux de la coque oculaire, serait vouloir écrire, comme le dit M. Auquier, toute l'histoire anatomo-pathologique de l'œil, et certainement nos prétentions sont plus modestes.

Dans les cas légers, où l'on s'est borné à une faible aspiration ou à une faible extraction de vitré, l'hyalitis est très rare, tout peut se borner à un décollement, qui, lui-même, peut disparaître au bout d'un certain temps.

Dans les circonstances moins heureuses, les choses ne se passent pas ainsi.

Soit que le point de départ ait été l'introduction d'un corps étranger, soit qu'il ait été fourni par une choroïdite, une iritis, une cyclite, une rétinite, une kératite pustuleuse, etc., nous voyons dans le corps vitré se produire tous les phénomènes de l'hyalitis, dont les troubles péripapillaires que nous a si souvent signalés notre Maître, M. le professeur Gayet, constituent fort probablement les premiers symptômes.

En dehors des cellules que nous avons signalées à l'état normal, nous trouvons alors des leucocytes en plus ou moins grand nombre. Ces leucocytes sont fournis par les vaisseaux du voisinage, par ceux de la rétine particulièrement. La transformation de ces éléments cellulaires en éléments fibrillaires qui constituent à leur tour un véritable tissu membraneux, peut être observée dans bien des circonstances. Dans certains cas, on peut étudier ce processus à son stade de début. Sur certaines coupes transversales de la rétine et du corps vitré, on ne rencontre d'abord aucune modification pathologique, tandis que sur d'autres, les cellules dont nous avons parlé peuvent être trouvées entre le corps vitré et la rétine ; là, elles sont pour ainsi dire entassées. Il n'est pas rare enfin, de pouvoir les poursuivre à travers la limitante de la rétine jusqu'à l'intérieur même du vitré.

Les altérations qu'on trouve généralement sont les suivantes :

Le vitré commence par perdre sa transparence ; au pôle postérieur il devient louche et trouble ; sa structure s'altère. Il se tasse peu à peu en se racornissant et en devenant visiblement fibreux. Ce dernier état réduit considérablement sa dimension primitive, et pendant que sous l'influence de son état pathologique la masse hyaloïdienne se rétracte, un exsudat la remplace.

L'état dans lequel on rencontre la rétine est naturellement bien variable. Il est facile de comprendre que, dans certains cas, elle est parfaitement normale; dans d'autres, nous nous trouvons en présence de toutes les altérations qu'elle peut offrir, depuis la simple hypertrophie de son élément conjonctif, jusqu'à la destruction totale de ses éléments nerveux. Dans l'inflammation purulente aiguë de la rétine, les éléments nerveux nous montrent la part qu'ils y prennent par une série de modifications régressives et leur destruction finale. Leur stroma conjonctif s'hypertrophie, mais leurs noyaux ne prennent pas part à la formation purulente, les vaisseaux constituent la source de cette dernière (Iwanoff). Ici, c'est le tissu conjonctif dont l'hypertrophie comprime et étouffe les éléments nerveux ; ailleurs, cette hypertrophie ne joue qu'un rôle secondaire, c'est l'infiltration séreuse qui a traversé toute l'épaisseur de la rétine, qui l'a imbibée, ramollie. Les cellules ganglionnaires sont gonflées, leur protoplasma est trouble et grossièrement granulé, un certain nombre d'entre elles sont remplies de corpuscules graisseux.

Les modifications de la choroïde sont également de nature différente. Parfois, cette membrane est absolumeut saine ; dans d'autres cas, ses cellules sont augmentées en nombre, le tissu coujonctif est hypertrophié ; souvent les cellules sont considérablement agrandies, les cellules pigmentaires et les cellules étoilées le sont moins, mais les cellules non colorées, les cellules arrondies surtout, ont pris un développement notable. Leur protoplasma est trouble, leurs granulations sont agrandies, les noyaux le sont également un peu, de telle façon que, dans leur ensemble, les cellules paraissent nettement gonflées. Dans certains cas, la choroïde parait ramollie ; tous les éléments qui la constituent sont séparés par un liquide qui s'y est infiltré.

Les altérations que peut offrir la sclérotique n'ont rien de particulier. Elles varient avec la lésion qui a été le point de départ de l'affection hyaloïdienne.

Les vaisseaux méritent une étude à part.

Souvent on observe un épaississement remarquable de la membrane adventice des veines et des artères. On voit alors les capillaires de la choroïde régulièrement entourés d'un réseau très fin de fibres de tissu conjonctif. Les noyaux de ces capillaires sont agrandis, quelques-uns sont divisés en deux parties égales, d'autres sont divisés en trois ou quatre parties et entourés d'une masse finement granulée.

Nous pouvons constater que les vaisseaux, les capillaires surtout, sont élargis, remplis de sang. Beaucoup d'entre eux, particulièrement les petits troncs veineux, renferment une grande quantité de globules blancs, et le rapport normal entre les globules blancs et les globules rouges n'existe plus.

Quelques capillaires sontdilatés en ampoule et remplis également de globules blancs.

Le muscle ciliaire présente parfois une hypertrophie notable due à l'hyperplasie de son tissu conjonctif interstitiel. Les espaces qui séparent les faisceaux musculaires sont agrandis et remplis en partie de fibrilles de tissu conjonctif, en partie de cellules de pus. Quant aux fibres musculaires elles-mêmes, la part qu'elles prennent à l'inflammation se borne à un trouble visible qu'elles nous offrent et à un léger grossissement de leurs noyaux.

Les altérations des nerfs ciliaires sont intéressantes au plus haut point et ont d'ailleurs été signalées en Allemagne.

Les noyaux allongés qu'on y trouve à l'état normal, sont très gonflés et agrandis ; quelques-uns ont changé leur forme ovale en une forme ronde. La névroglie est très hypertrophiée, de façon à devenir visible partout. (Nous savons qu'à l'état normal elle est difficile à reconnaître.) Entre les fibres nerveuses nous trouvons des cellules libres, arrondies. En dehors de ces modifications, nous observons encore, en certains endroits, une accumulation, un véritable tassement de la myéline ; dans beaucoup de fibres elle s'y est convertie en une masse finement granulée. Dans les ophthalmies dues à la pénétration d'un corps étranger, nous trouvons presque toujours les modifications dont nous venons de parler.

Pour Iwanoff, H. Müller et de Graefe, il existe un point de liaison entre ces modifications et la maladie sympathique de l'autre œil.

Fréquemment, le nerf optique est atteint de sclérose ; sa gaine très épaisse est infiltrée et, dans bien des cas, cette infiltration s'étend à la choroïde.

Nous avons dit, au commencement de notre travail, l'importance que M. le professeur Gayet attache à ces altérations. Nous n'y revenons ici que pour en signaler la fréquence sur les pièces dont la circulation lymphatique antérieure (Canal de Schlemm et lacunes de Fontana) avait été troublée ou même supprimée par un processus pathologique d'origine variable.

Quant à l'exsudat qui sépare le corps vitré décollé de la rétine, il est différent suivant la cause qui l'a déterminé.

Tantôt séreux, tantôt séro-albumineux, l'exsudat présente aussi parfois une quantité d'albumine telle qu'on a pu en constater la coagulation dans l'œil vivant (Auquier).

A l'inspection macroscopique déjà, le corps vitré se distingue facilement de l'exsudat. Le premier est notablement plus consistant qu'à l'état normal, il paraît fibreux, se déchire en lamelles quand on le saisit avec la pince. L'exsudat, au contraire, forme une masse homogène absolument dépourvue de structure, se brise au toucher en morceaux irréguliers, et se laisse séparer sans aucun effort, aussi bien de la rétine que du corps vitré.

Dans le cas même où la coupe de l'œil présente une surface grisâtre et uniforme de la papille au cristallin, l'exsudat, quoique échappant à première vue, peut encore être facilement reconnu et ne peut être pris pour une simple altération du corps vitré ; car alors nous trouverions des cellules dans toute l'étendue occupée par l'exsudat. L'exsudat, nous le savons, n'en contient pas. Sur les limites du corps vitré, au contraire, nous trouvons des cellules qui, au point de vue de leur forme, de leur grandeur et de leur nombre, sont identiquement les mêmes que celles que nous rencontrons dans la couche périphérique du corps vitré.

L'exsudat tient parfois en suspension des cellules lym-
phoïdes, des globules du sang, etc. Dans ces cas, son aspect
et sa couleur subissent des modifications qui sont en rapport
avec ces éléments figurés.

Quand une hémorrhagie s'est produite, nous trouvons dans
l'exsudat des traces de caillots sanguins, qui, dans cette région,
ne présentent aucun caractère qui les différencie des caillots
observés partout ailleurs.

Quand l'exsudat est liquide il s'échappe à l'ouverture de la
pièce et on ne le recueille que difficilement à cause de la néces-
sité dans laquelle on se trouve de pratiquer ces coupes sous
l'eau.

Ce liquide est transparent, incolore et on n'y trouve que de
très rares éléments figurés.

# CHAPITRE IV

---

## Symptômes cliniques. — Statistiques

Nous venons de voir dans le chapitre précédent, les différentes formes que peut affecter le processus que nous étudions.

Nous avons essayé de les grouper suivant leur origine et non pas suivant leur apparence qui échappe à toute description. Nous avons dit également quelles sont les lésions au point de vue anatomo-pathologique qu'on retrouve sur tous les globes malades.

Nous voulons examiner maintenant quels sont les symptômes cliniques dont le médecin peut tirer parti pour diagnostiquer, prévoir, et, par suite, enrayer, si c'est possible, la maladie qui nous occupe.

Les malades sur lesquels il a été possible d'observer cette lésion au début sont très rares. La plupart du temps le diagnostic est matériellement impossible, d'où la divergence d'opinions des auteurs qui ont observé des cas de ce genre.

Nous ne voulons pas prendre parti dans le débat encore ouvert, nous nous contenterons de rapporter en détail les idées des principaux auteurs qui se sont occupés de la question.

H. de Gouvêa, le premier, du moins à notre connaissance,

– 45 –

essaya de diagnostiquer ophthalmoscopiquement la lésion qu'il produisait artificiellement, sur les chiens, dans les expériences dont nous avons parlé plus haut.

Comme aucune traduction complète de ce travail n'a été publiée, nous nous permettons de citer textuellement une partie du mémoire publié par les *Archives für Ophthalmologie*.

La communication suivante se rapporte à un cas qui fut examiné quatre jours après l'opération :

« La conjonctive bulbaire était un peu injectée, particulièrement dans le voisinage de la plaie.

« L'œil était un peu plus mou au toucher que l'œil sain. La cornée, de même que l'humeur aqueuse et le segment antérieur du corps vitré, était parfaitement claire et transparente.

« A l'image droite, il apparaissait, dans le fond de l'œil, une membrane grisâtre, ayant, en certains endroits, des reflets rougeâtres, qui semblait être suspendue à la paroi supérieure, s'élargissait à partir de la papille, et, dans des mouvements de l'œil, exécutait des déplacements momentanés en forme de flots, tandis que, dans le repos de cet organe, elle demeurait immobile et ne touchait pas le fond de l'œil.

« A l'image renversée, la membrane paraissait de nouveau exactement limitée par les endroits rouges, les uns au-dessous de la papille (donc en réalité vers le haut), les autres plus remarquables en bas et en dehors (donc vers le haut et en dedans).

« La papille était un peu voilée, mais cependant très visible, de même que les vaisseaux. Le fond de l'œil, revêtu ailleurs d'un tapis d'un vert si brillant, paraissait légèrement mat.

« Six jours après, j'entrepris l'énucléation de l'œil. Il fut immédiatement traité comme ceux décrits plus haut. L'ouverture donna le résultat suivant :

« La rétine et la choroïde se trouvent dans leur position normale. En revanche, le corps vitré est décollé en entonnoir, et cela de façon que la pointe de l'entonnoir adhère à la papille, et que sa base réponde à peu près à l'équateur du bulbe.

« Dans la partie supérieure, le décollement commence à l'angle postérieur de la plaie, au niveau de laquelle se trouve une masse assez notable d'exsudat. Dans la partie inférieure, l'espace formé par le décollement est plus visible et s'étend davantage vers la région de l'ora serrata. L'espace vide du décollement contient un liquide séreux. Les autres membranes de l'œil ont leur position normale ».

Malgré les travaux remarquables de Gouvêa, l'étude de la symptomatologie du décollement de l'hyaloïde continue à être négligée par les ophthalmologistes.

Pour ne parler que de Wecker et Jaeger, nous sommes surpris de l'opinion qu'ils expriment dans leur *Traité des maladies du fond de l'œil et l'Atlas d'ophthalmoscopie*. Pour ces auteurs le diagnostic n'est possible que lorsque le décollement hyaloïdien a déjà entraîné un décollement de la rétine, il faut « que les plis de la rétine détachée tremblottent avec une certaine facilité aux moindres secousses de l'œil. » Pour eux, le décollement hyaloïdien n'est pas à proprement dit une entité morbide ; il ne serait qu'une complication du décollement de la rétine. Nous ne pouvons adopter cette manière de voir ; dans le décollement hyaloïdien proprement dit, la rétine reste en place, bien que plus tard, il est vrai, le décollement rétinien puisse venir compliquer l'affection première.

Knapp (1) est le premier qui, sur l'homme, ait observé le décollement de la membrane hyaloïdienne pendant la vie avec l'ophthalmoscope et vérifié son diagnotic à l'autopsie.

(1) Knapp. Archiv. f. ophth., Bd. XVIII. Abth. I.

Chez une malade de 60 ans qui avait perdu la vue de l'œil droit, il a pu voir, à l'ophthalmoscope, des membranes bleuâtres, ondulées et flottantes. C'était les mouvements du vitré détaché et mobile. Après l'énucléation, Knapp constata un décollement en entonnoir de l'hyaloïde, la rétine et la choroïde étaient normales.

L'observation de Vacca (1) n'est guère concluante. L'examen ophthalmoscopique n'a pas été possible, il n'y a pas eu de nécropsie. La persistance de la perception lumineuse dans tous les sens du champ visuel, et la diminution du volume et de la consistance du globe, constituaient pour l'auteur un symptôme de décollement du corps vitré.

Nous nous contentons de faire remarquer ici que les symptômes que Vacca donne se retrouvent dans des affections de l'œil, les plus diverses.

L'observation de Brière (2), nous paraît beaucoup plus importante. L'auteur avait primitivement porté le diagnostic de décollement de la rétine, mais un examen plus approfondi le fit renoncer à sa première manière de voir et admettre un décollement du corps vitré.

L'ophthalmoscope lui montre au pôle postérieur de l'œil une surface grisâtre sans *mouvement de drapeau*. En haut, l'examen à l'image droite, en allant de la périphérie vers la papille, montre d'abord l'aspect rouge physiologique des membranes, qui passe du rose au gris clair, puis au gris sombre, *sans transition brusque*. Sur les côtés et à la partie inférieure, on passe brusquement de la teinte rouge à la teinte gris foncé, « et la séparation est marquée par une ligne très nette formant

(1) Vacca. *Distacco di ialoide. Rivist. clin. di Bologna.*
(2) Brière. *Annales d'oculistiq.* t. LXXIV, 3e et 4e livraisons, 1875.

une courbe très régulière.» « La région grise donne l'image d'une proéminence sacciforme, développée devant la papille, et, par les déplacements paralactiques, on peut estimer à 3 millim. la saillie qu'elle fait dans l'intérieur du globe. »

Galezowski (1) a eu l'occasion d'observer cinq fois le décollement hyaloïdien. Nous nous abstiendrons de citer in-extenso ces observations qu'on trouve aujourd'hui dans tous les ouvrages classiques ; nous nous contenterons de rapporter les résultats de l'examen ophthalmoscopique.

Dans la première observation, cet examen montrait la choroïde atrophiée sur une large surface autour de la papille, et à une faible distance on remarquait une ombre ou ligne circulaire grisâtre, qui entourait presque tout autour, la papille.

Dans la deuxième observation, les caractères ophthalmoscopiques sont encore bien plus accentués. « Par le simple éclairage du miroir, dit l'auteur, on aperçoit une sorte de miroitement, mais il n'y a rien qui ressemble à une membrane flottante.

« Lorsqu'on examine le fond de l'œil à l'image renversée, on constate de larges atrophies choroïdiennes péri-papillaires, qui se confondent avec le staphylôme postérieur.

« A la distance d'un diamètre de la papille, on aperçoit un arc de cercle grisâtre, qui contourne la papille dans les deux tiers de sa circonférence et toujours à la même distance. Cette tache semi-lunaire se présente avec des contours bien tranchés à sa face externe, tandis qu'elle paraît diffuse à la face interne, qui regarde la papille. En même temps, elle présente

_________

(1) Galezowski. *Gazette médicale de Paris*, 1877, page 167. — Etude sur le décollement de la membrane hyaloïdienne. Mémoire lu à la Société de Biologie.

une saillie ; de sorte que les vaisseaux rétiniens forment un crochet au niveau de ce cercle noir.

« Par moments, la rétine paraît plus distincte, et dans d'autres moments elle est un peu voilée au voisinage de la papille.

« Lorsqu'on fait mouvoir la lumière de haut en bas et de droite à gauche, on voit la tache grisâtre semi-lunaire se déplacer beaucoup plus que la papille et la rétine, ce qui prouve que cette tache circulaire se trouve à un niveau différent de la rétine, beaucoup plus près du cristallin.

« C'était en effet, selon toute vraisemblance, la membrane hyaloïdienne refoulée en avant par un liquide séreux.

Galezowski fait ici le diagnostic différentiel avec le décollement de la rétine dont les symptômes fonctionnels ont tant de ressemblance avec ceux du décollement du corps vitré. Il base son diagnostic sur la forme bosselée et globuleuse qu'affecte la partie décollée ; la rétine décollée, dit-il, ne se présente pas sous cet aspect, mais elle forme des plis et stries blanchâtres caractéristiques.

Passons à la troisième observation. « A l'examen ophthalmoscopique, les deux yeux présentent la même apparence, mais à des degrés différents. Ce sont des yeux atteints d'atrophie choroïdienne très étendue. Mais, lorsqu'on veut examiner la papille, soit de l'un, soit de l'autre œil, ou se trouve gêné par une sorte de voile grisâtre, transparent, qui s'arrête non loin de la papille sous forme d'une ligne grisâtre bien tranchée. Avec les mouvements de l'œil ou du miroir, on constate que ce voile avec son bord tranché, se déplace plus que les parties périphériques du fond de l'œil. Les vaisseaux de la papille ne subissent presque pas de modifications dans leur direction, si ce n'est

autour du contour grisâtre ; là, ils se perdent presque complètement et ne peuvent être suivis que dans une direction toute
différente, où ils sont devenus aussi beaucoup plus petits de
volume. Cette disposition n'existe pas dans les vaisseaux qui se
rendent en bas. La papille est mal distincte à cause de ce nuage.
Pour compléter l'histoire de ce malade, il faut ajouter que le
cristallin est trouble, principalement dans ses couches corticales postérieures. »

En résumé, voici, d'après M. Galezowski, les symptômes que
présente cette affection, et qui permettent de faire dès le début
son diagnostic :

1° La maladie survient dans les yeux très fortement myopes
chez des individus qui emploient des verres n⁰ˢ 18 ou 20 D.

2° On trouve des atrophies choroïdiennes généralisées qui oc-
cupent généralement le segment postérieur de l'œil.

3° A la suite de l'opération de la cataracte, avec une perte
considérable du corps vitré, le décollement de l'hyaloïde
peut se déclarer sans qu'on y trouve des atrophies choroïdiennes.

4° La maladie survient d'une manière rapide.

5° Le champ visuel se trouve diminué concentriquement,
mais d'une manière beaucoup plus marquée du côté nasal.

6° L'acuité visuelle est diminuée ; les objets paraissent
ondulés et comme noyés dans de l'eau.

Malgré l'autorité de ce savant oculiste nous ne pouvons, avec
M. Auquier, attacher une grande valeur aux symptômes qu'il
nous donne du décollement hyaloïdien.

On ne saurait, en effet, considérer la myopie comme un
symptôme du décollement, elle le précède et en est souvent la
cause.

L'atrophie de la choroïde est loin d'être de règle dans tous les cas de décollement. On ne la rencontre généralement, que lorsque la lésion qui nous occupe s'observe dans un œil myope et là, elle n'est qu'une complication de la myopie.

Une issue considérable d'humeur vitrée détermine presque fatalement un décollement hyaloïdien. Ce troisième symptôme, contrairement à l'opinion de M. Auquier, est pour nous de la plus haute importance. Nous nous rangeons en cela à la manière de voir d'Iwanoff.

Quant à la « rapidité d'apparition, » elle n'est admissible que dans les cas d'issue brusque et considérable du vitré, mais dans les décollements amenés par un lent processus pathologique, ce qui est la règle, ce symptôme ne saurait rentrer en ligne de compte.

La diminution de l'acuité visuelle se présente dans des affections si diverses, qu'on ne saurait lui attribuer une grande importance, mais il n'en est pas de même de l'ondulation des objets qui paraissent comme noyés dans de l'eau, c'est là, à notre avis, un symptôme de grande valeur.

M. Badal (1), de son côté, a publié une observation très intéressante de décollement hémorrhagique du corps vitré, sans rupture de la membrane hyaloïde. Nous résumons très brièvement les symptômes de cette affection.

La malade percevrait elle-même une tache ovale d'un rouge foncé qui lui cachait la moitié inférieure des objets. La possibilité de cette perception de la couleur du sang, d'un autre côté les vaisseaux rétiniens qui disparaissaient brusquement sur les bords de la poche hémorrhagique, la différence parfaitement sensible de niveau entre la partie intacte des membranes profondes et les parties décollées, ajoutons encore la parfaite transparence du corps vitré, tons ces signes démontraient et la cause du décol-

(1) Badal. *Gazette médicale de Paris.* Année 1877, page 305.

lement et sa situation en avant de la partie sensible de la rétine, entre cette dernière et le corps vitré.


Dimmer (1), en 1881, reconnaît que dans bien des cas le diagnostic clinique du décollement hyaloïdien est matériellement impossible par suite d'affections concomittantes (irido cyclite, staphylôme, etc). D'après lui, le décollement, suite d'extraction de cataracte ou de myopie, peut seul être diagnostiqué à l'ophthalmoscope.

Cet auteur cite un cas de décollement qu'il a observé à la clinique de Arlt, à la suite d'une opération de cataracte.

Nous donnons ici la traduction qui en a été faite dans les *Annales d'oculistique*, par M. Van Duyse (2).


« Un homme de 64 ans, 3 mois après avoir subi cette opération à l'œil droit (procédé de Graefe, avec légère perte de corps vitré), observe une diminution de la vision de ce côté.

Examen de l'œil : Pas d'interposition de l'iris dans la plaie ; coloboma irien de 10 millimètres de largeur en haut ; membrane délicate à raies verticales dans l'ouverture irienne.

A l'ophthalmoscope, on observe dans la partie supérieure du coloboma, un corps vésicule.ix, grisâtre à sa partie inférieure, d'un gris trouble plus accentué dans sa partie externe, arrivant à mi-hauteur du coloboma, et laissant passer le reflet rouge du fond oculaire. Il se meut dans les déplacements de l'œil et ne montre nulle part de vaisseaux à sa surface. Papille trouble, rétine décollée vers la périphérie, en bas et sur le côté. Les vais-

(1) Dimmer. *Klinische Monatsblaetter für Augenheilkunde*, 1881.

(2) Van Duyse. *Annales d'oculistique*, t. LXXXVIII, 1882.

seaux de la partie supérieure de la rétine se poursuivent jusqu'au contour de la vésicule, mais on les perçoit vaguement au-delà, à travers cette dernière. »

Nous devons ajouter ici que Pagenstecher (1) considère comme un symptôme pathognomonique de décollement antérieur du vitré, cette configuration propre que prend la couenne inflammatoire ciliaire dans la cyclite plastique.

Il ajoute que certaines cataractes compliquées de synéchies antérieures, qui sont ponctuées au début et deviennent plus tard complètes, qui se produisent chez des individus de 30 à 40 ans, pourraient presque être considérées comme un symptôme de décollement antérieur. Il prétend que, dans ces cas, l'opération vient confirmer sa manière de voir. En effet, à l'extraction, après l'issue de l'humeur aqueuse, il s'écoulerait une quantité notable de liquide aussi limpide que l'humeur aqueuse et qui ne serait pas dû à une dissolution du vitré. Le bulbe s'aplatit, une forte hémorrhagie se fait dans la chambre antérieure en rendant l'opération pénible à terminer.

L. de Wecker et E. Landolt, (2) dans leur remarquable *Traité d'ophthalmologie*, s'expriment ainsi : « Ce ne serait que le reflet de la membrane hyaloïdienne qui pourrait nous donner un renseignement, lorsque, par suite d'un décollement irrégulier, il se serait produit une ondulation, un plissement, et que pareils reflets mobiles pourraient être localisés à une

_______

(1) Pagenstecher ; H., Vordere Glaskœrpers Ablœsung. *In Beziehung der Bildung der Katarakte und operation der Katarakte Sitzùngsber.* Der Heidelb. ophth., vers. S. 221. 1879.

(2) L. de Wecker et F. Landolt, *Traité complet d'ophthalmologie,* tom II, fasc. II, Paris, 1884.

distance déterminée de l'épanouissement de l'arbre vasculaire de la rétine. »

Ces auteurs avouent n'avoir jamais réussi à observer les reflets dont ils parlent. Ils prétendent également que certains miroitements de la sclérotique dénudée dans un staphylôme ou sclérectasie, peuvent facilement induire l'observateur en erreur.

Ils concluent que le diagnostic ne peut se faire que « par intuition », et ils sont amenés à porter ce diagnostic dans les circonstances suivantes :

1° A la suite de la perte brusque d'une partie du contenu de la coque oculaire ;

2° A la suite de lésions des enveloppes de l'œil ayant intéressé la rétine, surtout lorsqu'il s'agit de plaies d'une certaine étendue ;

3° Dans les cas de distension notable de la coque oculaire par suite d'un allongement progressif de l'axe antéro-postérieure de l'œil ;

4° Dans les affections graves du corps vitré, qui se sont compliquées de rétraction de la vitrine, ainsi que cela se présente dans des formes graves d'irido-choroïdites exsudatives.

Nous voyons, par ce qui précède, que le diagnostic du décollement hyaloïdien est très souvent difficile et parfois même matériellement impossible. Nous ne voulons pas revenir sur les symptômes que nous avons passés en revue, cependant nous croyons devoir dire deux mots encore du diagnostic différentiel de l'affection qui nous occupe avec une autre affection avec laquelle elle a été souvent confondue. Nous avons nommé le décollement de la rétine.

Dans le décollement hyaloïdien simple (nous ne parlons pas des lésions concomittantes), l'acuité visuelle diminue, mais, en dehors des complications, la vue ne se perd pas. La perte de la vue est la règle dans le décollement rétinien. Cet accident peut ne pas se produire dès le début ; les objets paraissent alors déformés (métamorphopsie)« les personnes qui passent dans les rues semblent bossues (Galezowski). » Plus tard la perte absolue de la vue arrive fatalement.

Dans le décollement hyaloïdien, les phosphènes sont conservés ; dans le décollement rétinien, au contraire, ils sont abolis dans la région malade.

Dans les deux affections, l'ophthalmoscope peut nous montrer une tumeur blanche, fluctuante ; mais tandis que la surface hyaloïdienne ne montre aucune trace de vaisseaux, la partie décollée de la rétine est parcourue par des vaisseaux qui, en l'abordant, nous apparaissent tortueux et forment des crochets.

L'hypotonie a été considérée par quelques ophthalmologistes comme un symptôme de notre affection. Ce signe est loin d'être constant. Dans le cas de Knapp, la tension de l'œil était normale ; dans les cas de Dimmer et de Galezowski, il y avait de l'hypertonie. Dans des cas que nous avons signalés, dans notre statistique, l'hypertonie avait souvent fait porter le diagnostic d'affection glaucômateuse.

Il est un autre symptôme auquel on a attribué une grande importance, dans les maladies du corps vitré, c'est le tremblottement de l'iris. Les uns y ont vu un signe absolument certain du synchysis du vitré, d'autres, et M. Auquier se range à leur avis, regardent le tremblement de l'iris comme un symptôme à peu près pathognomonique du décollement de cet organe. Nous ne pouvons accepter aucune de ces deux manières de voir. Avec MM. de Weckér et Landolt (2), nous croyons que cette trémula-

---

(1) De Wecker et Landolt, *Loc. cit.*

tion indique seulement que l'iris a perdu plus ou moins complètement son support naturel, la surface antérieure du cristallin.

Un autre signe qui n'a guère plus de valeur au point de vue
de notre affection, c'est le mouvement de vacillement que le
cristallin exécute avec l'iris. Les deux auteurs cités plus haut
en concluent « que l'espace du canal de Petit s'est démesu-
rément élargi, étendu vers le pôle postérieur du cristallin, soit
par ramollissement du corps vitré, soit, ce qui est plus fréquent,
par rétraction de ce milieu.

Nous ne parlerons pas des lésions concomittantes, tel que
irido-cyclite, staphylôme antérieur, leucôme, cataracte, etc.,
qui viennent rendre tout diagnostic impossible.

Nous n'avons rencontré, à la clinique de Lyon, aucun fait
que nous puissions rapprocher de ceux que nous venons de
citer ; mais nous devons dire que bien des fois nous avons
entendu notre Maitre, M. le Professeur Gayet, appeler notre
attention sur certains troubles péripapillaires consécutifs souvent à des lésions de la région ciliaire, lésions qui étaient la
conséquence de graves perturbations dans ce que notre Maître
désignait sous le nom de courant lymphatique antérieur. Ces
troubles péripapillaires siégeaient dans cette région où débute
si souvent le décollement hyaloïdien.

Ils étaient le résultat d'un travail qui se produisait
autour du nerf optique et qui dénotait une tendance des liquides à se frayer un passage en élargissant pour ainsi dire cette
voie lymphatique postérieure, décrite par Rézius et Axel Key.

Ne se passait-il pas là des phénomènes analogues à ceux
signalés dans d'autres états pathologiques sous le nom de circulation complémentaire ? (Développement des veines abdomi-
nales, par exemple, dans certaines affections hépatiques).

Ce n'est là, sans doute qu'une hypothèse, mais il nous est bien permis de rapprocher ces faits de ceux dans lesquels nous avons pu trouver, sur les pièces, des ramollissements et des altérations de constitution du vitré, siégeant précisément au pourtour de la papille et qui nous ont semblé souvent être le début du processus du décollement hyaloïdien total.

Si la preuve de l'existence d'un décollement du corps vitré est difficile à établir sur le vivant, il n'en reste pas moins acquis aujourd'hui, malgré l'opinion contraire de M. Poncet, que cette affection est fréquente, soit qu'elle constitue la lésion essentielle, soit qu'elle constitue une lésion secondaire.

M. Auquier, dans sa thèse, nous semble avoir donné un chiffre inférieur à la réalité, et les 22 cas qu'il cite n'étaient probablement qu'une faible partie de ceux qu'il aurait pu étudier. « La collection de M. Gayet, dit-il, renferme environ 8 décollements par 100 bulbes énucléés. »

Le Prince Charles de Bavière (1) donne le chiffre de 20 pour 100 comme représentant la proportion exacte des cas qu'il a pu examiner.

Dans la collection de la clinique ophthalmologique de Lyon, sur les 100 pièces énucléées de septembre 1882, à janvier 1884, nous avons constaté 12 cas de décollement hyaloïdien.

Nous donnons ici le résumé de nos observations.

PIÈCE 601 DE LA COLLECTION

Décollement secondaire conique d'origine inflammatoire à sommet extra-papillaire.

Marie-Thérèse M. — Choroïdite atrophique et iritis O. G.;

(1) Prince Charles de Bavière. *Loc. citat.*

choroïdite exsudative O. D. — Le début de l'affection remonte
à six mois.

O. G. v = o. L'examen ophthalmoscopique. ne donne aucun
renseignement.

L'œil gauche énucléé est ouvert après un séjour prolongé dans
la liqueur de Muller.

La chambre antérieure est considérablement diminuée ; l'iris
est appliqué à la face postérieure de la cornée, le cristallin refoulé
en avant. La sclérotique est un peu amincie, mais semble
normale à l'examen macroscopique ; la choroïde y est restée
appliquée, mais la rétine est décollée dans la région équatoriale
jusque dans la région péripapillaire. La choroïde présente un
épaississement inflammatoire très marqué. Au centre de cet
épaississement, sur la rétine qui est très adhérente à ce niveau,
on trouve un pédicule formant le sommet d'un cône dont l'ouverture est dirigée en avant. Ce cône est constitué par le corps vitré
très altéré.

Dans la partie de la chambre postérieure comprise entre la
rétine et le cône dont nous avons parlé, on rencontre un liquide
séreux non coagulé.

Le diagnostic anatomique nous semble pouvoir se résumer
ainsi : Choroïdite exsudative ayant amené une forte soudure du
vitré au niveau de l'inflammation ; altération de la vitrine consécutive et rétraction de cette humeur, qui ne garde de ses
anciennes adhérences que celles qui sont les plus fortes, c'est-à-
dire celles de l'ora-serrata et de la face postérieure du cristallin.

L'œil sain présentait à l'ophthalmoscope des plaques exsudatives analogues à celle qui a dû fournir un point d'implantation au
sommet du cône.

PIÈCE 603 DE LA COLLECTION

**Décollement conique secondaire, à sommet papillaire, consécutif
à une altération de la région oculaire antérieure.**

Pierre L. — Staphylôme antérieur. La vision est nulle et l'examen ophthalmoscopique impossible. Enucléation pour cause de sympathie.

Le tisssu cornéen est profondément altéré et envahi par du tissu inflammatoire. Les corps ciliaires sont altérés surtout à droite, où nous voyons des traces de cyclite. L'iris est totalement adhérent à la face postérieure de la cornée ; son tissu est profondément désorganisé ; ses dimensions se sont accrues avec celles de la cornée transparente. La voie lymphatique de Schlemm est absolument obstruée. La sclérotique et la choroïde n'offrent rien de particulier à signaler ; la rétine seule présente quelques altérations.

La chambre du vitré contient un cône, à sommet franchement papillaire, dont l'ouverture n'adhère qu'au niveau de l'ora-serrata ; ce cône est enveloppé d'une membrane de structure vitreuse : c'est l'hyaloïde. Le pédicule du corps vitré décollé a amené, grâce à ses tractions puissantes, un commencement de décollement de la rétine qui présente deux plis très manifestes. A l'ouverture de la pièce, la région comprise entre la rétine et le cône était remplie par un liquide séreux que la liqueur de Muller n'a pas coagulé.

Au point de vue anatomique, nous pouvons dire que nous sommes en présence d'un décollement hyaloïdien consécutif à des perturbations dans le courant lymphatique, processus lentement progressif, arrêté par l'énucléation avant que le vitré, en se décollant, ait entraîné la rétine ou rompu son pédicule.

Bien que l'examen ophthalmoscopique n'ait pu être pratiqué en temps opportun, il y a cependant tout lieu de croire que cette observation vient à l'appui des idées émises par M. le professeur Gayet.

<hr>

PIÈCE 644 DE LA COLLECTION

**Décollement secondaire, de forme conique.— Elongation de l'axe antéro-postérieur, désorganisation de la chambre antérieure**

V., Jean Claude — Ce malade a eu des maux d'yeux depuis son enfance. Staphylôme antérieur remontant à dix ans, perforation cornéenne, lencôme énorme. Peu de douleur, tension normale. Enucléation.

L'axe antéro-postérieure dépasse de 10 millimètres les dimensions normales. On ne trouve plus que des traces de l'iris. Le cristallin, la rétine et la choroïde sont en place.

Le corps vitré a rompu ses adhérences postérieures où il s'est décollé d'avec la rétine et a été refoulé, sous la forme d'une masse globuleuse, derrière la face postérieure du cristallin avec lequel il a conservé ses rapports normaux, ainsi qu'avec l'ora-serrata. L'espace qui sépare le vitré de la rétine est rempli d'un liquide translucide qui s'écoule facilement au moment de la section.

## PIÈCE 646 DE LA COLLECTION

### Même décollement que le précédent

C., Louis. — Staphylôme cornéen. La cornée est remplacée par du tissu de nouvelle formation. L'iris est confondu avec la cornée, à laquelle il adhère. Le noyau du cristallin a une coloration noirâtre. Les couches corticales ont perdu leur aspect stratifié et ne forment plus qu'une masse qu'on pourrait prendre pour une infiltration purulente. La substance du corps vitré est légèrement opaline ; il est décollé à sa partie postérieure et se trouve appliqué sur la surface postérieure du cristallin.

## PIÈCE 692 DE LA COLLECTION

### Décollement semblable au précédent

G. — Staphylôme antérieur. La cornée, au niveau du staphylôme, est dilatée et transformée en tissu cicatriciel. La sclérotique présente un amincissement assez remarquable dans sa partie antérieure.

L'iris tapisse le staphylôme.

Le corps vitré s'est détaché de la rétine, en arrière ; en avant, il est accolé au cristallin et a conservé ses adhérences au niveau de l'ora-serrata. L'espace qui le sépare de la rétine qui, elle, paraît intacte, contient un liquide séreux transparent s'écoulant à l'ouverture de l'œil.

## PIÈCE 613 DE LA COLLECTION

### Décollement secondaire, de forme conique, par élongation de l'axe antéro-postérieur, staphylôme postérieur

L'œil dont la description, suit a été trouvé à l'amphithéâtre, et remis à la clinique ophthalmologique par M. le professeur Lépine.

C'est un œil myope qui présente une élongation considérable de l'axe antéro-postérieur (35 millimètres au lieu de 24).

L'ouverture en a été faite après un séjour de quelque temps dans la liqueur de Muller, par M. le professeur Gayet. A la section diamétrale du globe, section qui a porté dans la région supérieure du nerf optique, laissant au-dessous d'elle toute la papille, il s'est écoulé une quantité notable d'un liquide clair et transparent, offrant tous les caractères de l'humeur aqueuse, et on a trouvé le corps vitré refoulé, tout entier, derrière le cristallin, et n'étant resté en rapport avec les parties profondes que par un filament très fin, qui va en s'effilant depuis la face postérieure du corps vitré refoulé jusqu'au bord externe de la papille, sur lequel il se termine par une bifurcation excessivement ténue. Ce filament s'attache sur le pourtour de la papille et non à son centre, il rejoint le reste du vitré refoulé derrière le cristallin. Les autres membranes ne présentent rien d'anormal et se trouvent en place.

---

## PIÈCE 609 DE LA COLLECTION

### Décollement traumatique en cône, à sommet extra-papillaire.

G. — Traumatisme, éclat d'acier. L'accident date de 7 jours. Cataracte traumatique. Iridectomie sans résultat. Les douleurs continuant, l'énucléation a dû être pratiquée.

La chambre antérieure est remplie d'un exsudat coagulé. L'iris et les corps ciliaires sont profondément altérés (1).

Le corps vitré est décollé dans ses parties latérales ; en avant, il a conservé ses adhérences circulaires au niveau de l'ora-serrata ; en arrière, il présente une soudure très solide à l'extrémité d'une traînée opalescente (trajet de l'agent vulnérant), qui s'étend de la cornée à la partie interne de la papille.

La rétine présente une excavation de la papille. En arrière, une mince couche d'exsudat la sépare de la choroïde. En avant, on la voit s'amincir et se prolonger jusqu'aux procès ciliaires sans aucune ligne de démarcation au niveau de l'ora-serrata.

(1) C'est sur cette pièce que nous avons trouvé des altérations des nerfs ciliaires qui, comprimés par les exsudats inflammatoires, étaient la source de violentes douleurs.

---

## PIÈCE 635 DE LA COLLECTION

### Décollement traumatique non conique.

F., Pierre. — Traumatisme. — Coup de branche d'aubépine, il y a un mois. Chambre antérieure rétrécie ; iris décoloré, irrégulier. Examen du fond de l'œil impossible. Le malade sort de l'hôpital après un mois de traitement et revient, dix-neuf jours après, réclamer l'énucléation de son œil.

La cornée est normale, ainsi que la sclérotique.

La choroïde est séparée de cette dernière, mais dans sa partie antérieure seulement, par un exsudat coagulé.

La rétine présente un commencement de décollement.

Le corps vitré est coagulé, dur, repoussé en avant par un coagulum sero-albumineux, qui s'est logé entre sa surface décollée et la membrane nerveuse.

## PIÈCE 636 DE LA COLLECTION

### Décollement traumatique non conique

F. J — Traumatisme, éclat de pierre. Hémorrhagie dans la chambre antérieure ; l'accident date de deux mois. Blessure de la région ciliaire. Douleurs vives. Nombreuses adhérences iriennes. Œil en voie d'atrophie. Cornée aplatie. Ophthalmie sympathique nécessitant l'énucléation.

Commencement de décollement du corps vitré qui a quitté la région avoisinant la papille, tout en conservant ses autres adhérences normales. Sa substance est louche et trouble. La gaîne du nerf optique a été trouvée très infiltrée. Même infiltration de la choroïde. La couche des cônes et des bâtonnets de la rétine a disparu, et il n'en reste que le stroma fibrillaire.

---

## PIÈCE 684 DE LA COLLECTION

### Décollement traumatique non conique.

M., François. — Plaie contuse occasionnée par un coup de poing. Perte immédiate de la vue. Douleurs frontales. La chambre antérieure a disparu. L'iris est accolé à la cornée. Cristallin intact.

La sclérotique est enflammée.

La choroïde est séparée de cette dernière, en avant et sur une surface peu étendue, par un exsudat coagulé.

La rétine est légèrement soulevée à sa partie postérieure.

Le corps vitré est séparé de ses attaches postérieures, et se présente sous la forme d'une masse légèrement jaunâtre et de consistance plus dure qu'à l'état normal. Il est tassé vers la région antérieure de sa cavité.

### PIÈCE 665 DE LA COLLECTION

**Décollement secondaire non conique — Accidents glaucômateux.**

V., Henri. — Violentes douleurs datant de trois mois. Hypertonie. Diminution de la chambre antérieure. Cataracte au début. Enucléation.

La cornée présente des traces d'inflammation. L'iris est repoussé contre elle et la chambre antérieure est diminuée. Le cristallin est opaque et cataracté. La sclérotique n'offre rien à noter. Pas d'excavation papillaire. La rétine semble peu adhérente à la choroïde dans le tiers postérieur de cette membrane. Le corps vitré, de consistance à peu près normale, n'adhère à la rétine qu'au niveau de l'ora-serrata et de la face postérieure du cristallin. L'exsudat qui sépare le vitré de la rétine est séreux, transparent, et s'écoule à l'ouverture de l'œil.

### PIÈCE 650 DE LA COLLECTION.

**Décollement secondaire non conique.— Affection glaucômateuse.**

B., V. — Œil droit perdu depuis plus d'un an, à la suite d'accidents glaucômateux. Début brusque, provoqué par des sudations volontaires et suppression de règles. Douleurs péri-orbitaires intenses, traitement, en dehors de l'hôpital, par l'atropine qui a amené une exacerbation des douleurs et la perte de la vue en quinze jours. Pas d'hypertonie. Pas de diminution de la sensibilité de la cornée. Taches ardoisées sur l'iris.

L'œil gauche est notablement en baisse : $V = 1/40$.

L'énucléation est faite à cause des lésions sympathiques.

La cornée présente des traces d'une inflammation ancienne. La sclérotique semble un peu amincie dans toute son étendue.

La choroïde, au contraire, surtout dans sa moitié postérieure, nous paraît augmentée de volume. Pas d'excavation papillaire. La rétine semble s'amincir dans sa région antérieure. Le corps vitré est séparé de la rétine par un liquide séro-albumineux qui s'est coagulé. Les grumeaux de cet exsudat se laissent facilement distinguer de la substance même de la vitrine. Les adhérences de l'hyaloïde avec l'ora-serrata sont également rompues ; seules, celles de la cristalloïde postérieure subsistent encore.

En résumé : Une fois] nous trouvons un décollement se condaire, non en forme pyramidale, qui s'est développé sur un œil atteint d'inflammation ayant] son siège primitif sur la choroïde.

Ce décollement peut être rapproché des décollements inflammatoires secondaires dont l'anatomie pathologique a été faite par Iwanoff.

Cinq fois le processus a été la conséquence d'une élongation de l'axe antéro-postérieure.

Nous n'avons pas besoin de revenir sur le mode de production de ce décollement, nous savons que le corps vitré ne pouvant plus combler la totalité de l'espace formé par l'agrandissement du globe oculaire, est obligé de se détacher des parois de sa cavité normale.

Quatre fois le décollement du corps vitré a été consécutif à des traumatismes.

Deux fois le décollement a été consécutif à des accidents glaucômateux.

Les douze cas de décollement du corps vitré que nous venons de passer très brièvement en revue, paraîtront probablement très nombreux à ceux qui partagent les idées de M. le professeur Poncet. Nous devons reconnaître que ce grand nombre ne nous a pas surpris, puisqu'il est au dessous de celui qu'indique le prince Charles de Bavière dans le savant travail dont nous avons parlé plus haut. D'un autre côté, ces cas nous ont présenté, à nous, des particularités cliniques d'une valeur d'autant plus grande, que les observations des malades ayant subi l'énucléation, ont été prises sans parti pris, et, avouons-le, sans que le plus souvent on ait songé au décollement hyaloïdien.

Les cas de décollement les plus intéressants, sont ceux qui ont été observés sur des yeux sur lesquels le diagnostic clinique porté avait été celui : *d'accidents glaucômateux.*

Ces mots *d'accidents glaucômateux* les différencient très nettement des yeux atteints de glaucôme, au nombre desquels notre Maître, M. le professeur Gayet, compte seulement les globes qui réunissent d'une façon complète tous les symptômes classiques de cette affection.

Quant aux affections oculaires s'accompagnant de douleurs très vives, de projection de l'iris et surtout d'hypertonie du globe, sans qu'on puisse, à l'aide de l'ophthalmoscope, examiner les désordres intérieurs, M. le professeur Gayet les range dans le groupe *d'affections glaucômateuses*, restant ainsi fidèle aux idées qu'il a publiées dans le *Dictionnaire* de Dechambre, et partageant l'avis des auteurs qui voudraient réserver le nom de glaucôme au glaucôme aigu seul, et qui ont de la tendance à croire que, sous le nom de glaucôme chronique, on a confondu des affections variées, et au point de vue de leur origine et au point de vue de leur marche.

Ce sont ces pièces qui nous ont servi pour faire la description des différentes formes que peut affecter ce décollement, soit pour établir la classification que nous avons donnée, soit pour faire l'étude histologique de la lésion, soit simplement, enfin, pour apporter une confirmation nouvelle des idées émises par les savants qui nous ont servi de guide dans notre travail.

# CHAPITRE V

___

## Pronostic. — Traitement.

### PRONOSTIC.

Le décollement hyaloïdien est une affection grave.

Il peut se faire que le corps vitré, bien que décollé d'avec la rétine dans une petite étendue, conserve toute sa transparence, et que, d'un autre côté, l'extravasation qui s'est faite, au niveau de la surface décollée, soit également d'une clarté et d'une limpidité parfaites; dans ces cas la vue est conservée. Dans cette catégorie nous pourrions ranger les décollements suite de perte légère du vitré.

C'est à ces circonstances que la plupart des opérés de cataracte, chez lesquels il y a eu, au moment de l'extraction, une légère issue de vitré, ou chez lesquels l'expulsion seule du cristallin a amené un décollement de l'hyaloïde, doivent probablement la conservation de la vue.

Mais contrairement à l'opinion de M. Auquier qui admet que très souvent, dans les décollements hyaloïdiens, « la rétine reste adhérente », nous croyons que presque toujours le décollement de la rétine, survenant à des époques variables, est le deuxième stade, mais le stade fatal de l'évolution morbide.

Nous n'avons pas besoin d'ajouter que la cause du décollement joue un grand rôle dans la gravité de cette affection. Il en est de même des lésions concomittantes.

D'après Iwanoff (1), le pronostic est toujours grave. « Dans tous les cas, dit-il, il est le prodrome du décollement de la rétine. » Cet auteur va même jusqu'à dire, qu'il croit très vraisemblable que tout décollement de la rétine qui ne s'est pas fait d'une façon absolument brusque, est précédé d'un décollement du corps vitré.

Il va jusqu'à redouter cette complication dans toutes les extractions de cataracte accompagnées de perte de vitré, et voici ce qu'il dit à ce sujet : « La suite même heureuse de l'opération, la cicatrisation normale de la plaie, l'acuité visuelle des premiers temps, même la plus satisfaisante, n'offrent, dans les cas de perte du corps vitré, aucune garantie pour l'avenir. »

Nous devons ajouter ici que les statistiques viennent confirmer les craintes qu'éprouve Iwanoff.

Sur 80 opérations de cataracte, Cloquet a eu 7 insuccès qui avaient pour cause l'issue du corps vitré. Maunoir, neveu, a constaté à la Charité, que, sur 19 opérations de Roux, dans lesquelles on avait constaté l'issue de l'humeur vitrée, 6 seulement avaient été suivies de succès.

Knapp eut un tiers d'insuccès après l'issue de la vitrine.

En face de cette manière de voir nous pouvons mettre celle de quelques chirurgiens, pour lesquels cette issue du corps vitré serait un accident heureux qui modère la réaction inflammatoire.

Parmi eux nous pouvons citer Roux et Velpeau et tous les

_____

(1) Iwanoff. *Loc. cit.*

auteurs qui, dans l'opération de la cataracte, ont proposé d'extraire le cristallin avec sa capsule : Gioppie (de Padoue), Pagenstecher, Spérino (de Turin), Castorani (de Naples). Ce dernier va jusqu'à dire que l'issue partielle ou totale du corps vitré n'influe en rien sur le succès de l'opération, et souvent même il en fait sortir volontairement une certaine quantité

Gouvêa, qu'il faut toujours citer après Iwanoff, puisque ses expériences étaient faites pour corroborer les vues de ce maître, donne le tableau ci-dessous qui prouve la gravité de l'affection et la fréquence des complications qui peuvent survenir.

| | DURÉE DU PROCESSUS DE GUÉRISON | | | |
|---|---|---|---|---|
| | 1-2 JOURS | 3-4 JOURS | 4-8 JOURS | 30-40 JOURS |
| Décollement simple du corps vitré...... | 2 | ...... | ...... | 1 |
| Décollement du corps vitré et commencement de décollement de la rétine... | ...... | 4 | ...... | ...... |
| Décollement du corps vitré, de la rétine et de la choroïde ................... | ...... | ...... | 6 | ...... |
| Décollement complet de la rétine avec atrophie du corps vitré............. | ...... | ...... | ...... | 3 |

Pour M. Galezowski et notre Maître M. Gayet, le décollement hyaloïdien est de la plus haute gravité, parce qu'il présente une menace constante de décollement de la rétine.

Pour MM. de Wecker et Landolt, ni le décollement postérieur, ni le décollement antérieur ne peut exister pendant un laps de temps prolongé sans entraîner des suites fâcheuses pour l'œil.

Ici se pose tout naturellement une question qui a déjà fait l'objet de nombreux débats, et dont la solution, dans un sens favorable et positif, aurait une grande importance au point de vue du pronostic dans les cas de décollements, suite d'une perte du vitré ; nous voulons parler de la régénération de cette humeur.

Niée par la plupart des ophthalmologistes, cette régénération a trouvé des défenseurs.

Citons entre autres, MM. Rognetta, Piermé, Philipeaux, le Prince Charles de Bavière et C. G. Lée.

Passons brièvement en revue les diverses expériences et données fournies par ces auteurs.

Dès 1844, M. Rognetta (1) publiait les lignes suivantes :

« Une circonstance importante à signaler, c'est que la vitrine est susceptible de reproduction. Des expériences sur les animaux vivants ont prouvé qu'on pouvait impunément évacuer les trois quarts, les cinq sixièmes et même la totalité de la vitrine. L'œil s'affaissait pendant quelque temps, puis il se remplissait de nouveau, et la vue se rétablissait jusqu'à un certain point. Il faut néanmoins ajouter que l'humeur reproduite reste libre, sans cellules, comme l'humeur aqueuse en un mot.»

Nous répondrons tout d'abord que les expériences si nettes, si irréfutables de M. de Gouvêa démontrent clairement que cette impunité absolue de la vitrine évacuée, n'est qu'une vue

_________

(1) Rognetta. *Traité philosophique et pratique d'ophthalmologie* basé sur les principes de la thérapeutique dynamique. Paris 1844.

de l'esprit de M. Rognetta que les faits ne laissent pas debout. Puis, peut-on scientifiquement, je veux dire sérieusement, prendre pour de la vitrine, une « humeur qui reste libre sans cellules », c'est-à-dire qui n'en a aucun caractère, ni histologique, ni même physique ? L'auteur ajoute que le liquide reproduit est « comme l'humeur aqueuse en un mot.» N'est-ce pas reconnaître qu'il s'est trouvé en présence d'une transudation séreuse, d'une véritable humeur aqueuse ?

Abordons les expériences de M. Piermé (1).

Dans l'introduction de sa thèse, l'auteur fait allusion à certains passages d'ophthalmologistes, de Donders et de Graefe, entre autres, qui l'ont enhardi dans ses conclusions. Nous avouons que nous n'avons rien pu trouver dans ces auteurs qui ait autorisé M. Piermé à légitimer, par l'appui de ces maîtres, les idées qu'il a cherché à faire prévaloir.

Il invoque également l'autorité d'Iwanoff, dont les travaux sur l'anatomie normale et pathologique de l'œil l'ont encouragé à poursuivre le but qu'il voulait atteindre. « Malheureusement, dit-il, ce livre n'a pas encore été traduit, et nous avons dû nous contenter des extraits rencontrés dans les *Annales.* » Ces extraits, à notre avis, ne devraient rien avoir de si encourageant. Nous pouvons affirmer, car nous avons traduit *in-extenso* le travail auquel M. Piermé fait allusion, n'avoir absolument rien trouvé qui ait trait à la régénération du corps vitré.

Si nous examinons maintenant les expériences de M. Piermé, expériences faites sur des lapins auxquels il soustrait, au moyen d'une seringue de Pravaz, une quantité va-

_________

(1) Piermé. *Des changements subis par le corps vitré après son prolapsus.* Paris 1873.

riable d'humeur vitrée, nous trouvons dans l'examen des yeux après l'autopsie, les résultats suivants :

Dans six cas (Exp. II, IV, V, VIII, X, XIII), le vitré avait sa transparence et sa consistance normales ; trois fois (Exp. I, VII, XII) il était transparent, mais très fluide ; deux fois, il se présentait sous la forme d'une masse caséeuse qui n'était autre chose que du pus (Exp. III, XI) ; une fois l'humeur vitrée était diffluente et d'un blanc jaunâtre (Exp. IX).

Ces expériences n'ont absolument rien de concluant pour nous. Il est peu admissible que l'expérimentateur ait pu enlever, dans la plupart des cas, jusqu'à la presque totalité du corps vitré sans qu'il se soit jamais produit ni de décollement de l'hyaloïde, ni de décollement de la rétine.

Dans six cas, M. Piermé trouve la consistance et la transparence du vitré normales. Que pouvons-nous trouver de démonstratif dans cet examen *de visu*, qui ne porte que sur des propriétés purement physiques, dont l'appréciation est soumise à tant d'erreurs possibles de la part de l'observateur. L'auteur a-t-il fait des analyses chimiques comparatives ? Il n'en parle pas.

A-t-il fait quelques recherches histologiques qui puissent l'autoriser à tirer ses conclusions ?

Il dit : « L'examen ophthalmoscopique comme l'examen microscopique ne permettent point de constater de changement appréciable dans la constitution moléculaire du corps vitré » et, un peu plus loin, il ajoute : « Il nous a été impossible de suivre les transformations qui s'opèrent dans la structure du vitré, et les modifications cellulaires qui surviennent à la suite de son enlèvement partiel. » En présence de l'impossibilité de toute constatation positive, l'auteur tire cette conclusion inattendue : « Pour nous, cette transformation existe..... et le corps vitré

se réforme rapidement chez l'homme comme chez les animaux. »

L'auteur nous semble avoir pris un exsudat séreux pour de
la vitrine régénérée. Le vide produit dans la loge hyaloïdienne a
fait un appel aux vaisseaux irido-choroïdiens qui l'enveloppent,
et il s'est produit, par *hydrops ex vacuo*, un liquide séreux
plus ou moins analogue à l'humeur vitrée. Les trois cas qui
fournissent un corps vitré très fluide, démontrent qu'il y a eu
là probablement un véritable ramollissement, un synchysis du
corps vitré, processus pathologique dont la ponction a sans
doute été le point de départ. En tous cas un vitré très fluide
n'est pas un vitré normal.

Les expériences qui furent suivies de transformation purulente ne peuvent naturellement entrer en ligne de compte.

M. Philipeaux (1) a fait ses expériences sur des cochons
d'Inde et sur des lapins. Il pratiquait une incision cornéenne
transversale et en comprimant ensuite le globe, il en faisait
sortir le cristallin et l'humeur vitrée dont il laissait toujours
une faible portion en place.

L'expérimentateur ne trouve pas de décollement consécutif
à son opération. Pour lui, la régénération du vitré se fait, non
plus en deux ou trois jours, comme dans les expériences de
M. Piermé, mais au bout de six semaines environ. Toutes ses
recherches se bornent à l'étude de l'aspect macroscopique du
corps vitré, sur le volume de l'œil qui revient à ses dimensions
primitives, mais pas d'examen chimique ou histologique. « On
pouvait constater, se contente-t-il de dire, en ouvrant l'œil
qu'il y avait un commencement de régénération de l'humeur

(1) Philipeaux ; *Gazette médicale* nº 10, p. 127 et nº 26, p. 338, année
1877.

vitrée. » La preuve de cette régénération, M. Philipeaux la laisse tout entière à faire. Il va jusqu'à admettre que le corps vitré régénéré, peut, à son tour, régénérer la capsule cristalline, et celle-ci le cristallin. L'auteur n'apporte aucune démonstration de ce travail si complexe de reproduction. Il va sans dire qu'il applique à l'homme les conclusions qu'il croit être en droit de tirer de ses expériences.

Le prince Charles de Bavière (1) a observé quatre fois la régénération du vitré sur 20 cas de décollement hyaloïdien. L'auteur a pu observer, dit-il, ce travail de reproduction à ses différents stadés de développement. Pour lui, cette régénération se présente sous deux formes : 1° Sous la forme de lamelles qui recouvrent, sur une étendue de quelques millimètres, la surface interne de la limitante ; 2° Sous une forme circonscrite d'élévations gélatineuses irrégulières, étendues sur la limitante. En certains endroits, il avait remarqué des cellules de différentes sortes, des cellules rondes avec de gros noyaux et un protoplasma grossièrement granulé, plus loin les boules protoplasmiques décrites par Schwalbe, et enfin, des cellules sans noyau, faciles à reconnaître, et sans contenu homogène. Ces cellules, il les a rencontrées ici, entassées entre la rétine et la limitante, là, entre la limitante et le corps vitré, mais au niveau même du nerf optique, il pouvait les poursuivre jusqu'à l'intérieur même du corps vitré.

Il nous est difficile de ne pas accorder une grande valeur à des constatations scientifiquement faites par un ophthalmologiste d'une si haute compétence. Nous ne pouvons nier que la présence de cellules et de nombreux corpuscules, différant des éléments qu'on trouve à l'état normal, qu'on peut poursuivre

(1) Prince Charles de Bavière. *Loc. cit.*

pour ainsi dire pas à pas au milieu de tous les caractères d'un travail de prolifération très active, depuis la rétine jusque dans le corps vitré lui-même, ne constituent une présomption suffisante de la possibilité d'une régénération de ce corps.

Ajoutons encore ici les résultats des expériences de MM. Chodin et Poncet.

M. Chodin (1) n'accepte pas les résultats des expériences de M. Piermé. Pour lui le vitré ne reprend pas sa consistance normale après l'évacuation d'une certaine quantité de sa substance.

Si, dit-il, par une incision faite sur la sclérotique, sans blesser le cristallin, on enlève une petite portion du corps vitré, la pression intra-oculaire se rétablit rapidement, et, à l'autopsie, on trouve le corps vitré, un peu plus diffluent qu'à l'état normal. Si on en enlève une portion plus considérable, il se produit des altérations diverses : liquéfaction du vitré, décollement de la rétine avec épanchement sanguin, suppuration du corps vitré et des membranes de l'œil.

M. Poncet, voulant vérifier le procédé de Castorani, a, sur une chienne, pratiqué l'extraction du cristallin par la méthode de Graefe, et a enlevé une portion du corps vitré.

L'œil conserva son aspect et son volume ordinaires ; mais, l'animal qui était privé de l'autre œil devint tout à fait aveugle.

L'autopsie fut faite deux mois après l'opération. L'œil opéré présentait un décollement complet de la rétine. L'humeur vitrée ne s'était pas reformée.

M. C.-G. Lee (2), dans ses *Notes sur la reproduction du vitré*, notes de date toute récente (mai 1884), aborde de nouveau la question ; mais, avant de le juger, il importe

(1) Chodin : *Centralblatt*, 1875. N. 5. S. 68.
(2) C.-G. Lee. Med. Press and circular, 7 mai 1884.

d'attendre qu'il lui ait donné tous les développements nécessaires.

Nous n'avons aucune recherche personnelle à invoquer en
faveur de l'une ou de l'autre manière de voir et nous abandon-
nons à des travaux ultérieurs la solution d'une question d'un
véritable intérêt scientifique à notre avis.

### TRAITEMENT.

Toutes les affections pathologiques se terminent de deux
manières :

1° Ou par la restitution *ad integrum* des parties qui se recons-
tituent sous l'influence du processus de réparation et permettent le rétablissement complet de la fonction ;

2° Ou par la création d'un nouvel état de choses qui va
quelquefois jusqu'à la suppression de la fonction, soit immédiate, soit consécutive à des lésions secondaires inévitables.

Le décollement du corps vitré rentre naturellement dans
cette loi générale.

Nous ne croyons pas, contrairement à l'opinion de
M. Auquier, que tous les décollements, qu'ils soient primitifs
ou secondaires, réclament une intervention qui s'adresse
directement à eux, en dehors du traitement qui vise la cause
première.

M. Galezowski recommande *de ponctionner la cavité post-hya-
loïdienne pour la mettre en communication avec l'intérieur du
corps vitré* ; il veut, grâce à ce moyen, soustraire la rétine au
contact de l'exsudat. Cette opération paraît absolument ration-
nelle et très séduisante, à première vue du moins. Mais il
nous est difficile d'admettre qu'un corps vitré qui, la plupart

du temps, a déjà éprouvé, au moment de la constatation de l'affection qui nous occupe, les premières atteintes des altérations pathologiques citées plus haut, puisse, comme le croit M. Galezowski, s'imbiber du liquide environnant, reprendre ainsi son volume primitif et faire rentrer tout dans l'ordre.

D'un autre côté, et nous exprimons ici l'opinion de notre éminent Maître, M. le professeur Gayet, nous ne croyons pas que la ponction de la face profonde de l'hyaloïde soit une opération aussi inoffensive que semble le penser M. Galezowski. A notre avis, l'opérateur le plus habile s'exposerait à des hémorrhagies et à des désordres redoutables.

Nous pourrions ajouter que toute intervention active pourrait être le point de départ d'un état inflammatoire du vitré qui accélérerait l'évolution du processus morbide.

Nous croyons que le traitement qui, au début, peut seul amener quelques heureux résultats, est celui qui s'adresse tout d'abord aux causes premières, si le décollement est secondaire.

Avons-nous à lutter contre une affection inflammatoire, nous devons recourir aux antiphlogistiques : vésicatoires, ventouses, révulsifs intestinaux et locaux.

Si nous avons affaire à une diathèse veineuse, à des troubles circulatoires d'origines diverses, nous nous adresserons aux saignées, aux applications de sangsues à la tempe, aux ventouses scarifiées, aux purgatifs drastiques répétés.

Quand le décollement est primitif, on se trouvera bien, en dehors des vésicatoires et des révulsifs dont nous avons parlé, des diaphorétiques, de la pilocarpine à hautes doses, des diurétiques (nitrate de potasse à la dose de 4 à 5 grammes). L'iodure de potassium est également indiqué.

# CONCLUSIONS

1° Le chiffre que nous donnons de 12 décollements sur 100 yeux énucléés ne saurait être considéré comme exagéré; il est du reste inférieur à celui fourni par le prince Charles de Bavière, qui l'a observé vingt fois sur 100 bulbes examinés.

2° Cliniquement cette affection se laisse assez rarement diagnostiquer. On n'en trouve aucun signe pathognomonique dans les symptômes donnés par la plupart des auteurs. Nous croyons, avec M. le professeur Gayet, que tout trouble de la région péripapillaire devra diriger les investigations dans ce sens, surtout quand ce symptôme coïncidera avec des lésions de la région antérieure de l'œil.

3° A la nécropsie nous avons constaté ce décollement :

*a)* Dans les affections allongeant l'axe de l'œil ;

*b)* Dans les traumatismes.

*c)* Dans les affections à symptômes glaucômateux, mais ne constituant pas le glaucôme proprement dit ;

4° Cette affection est grave à cause des lésions anatomo-pathologiques amenant des accidents sympathiques, et, à cause de ses complications ordinaires : décollement de la rétine, de la choroïde, etc.

5° La régénération proprement dite du corps vitré ne saurait être rejetée d'une façon absolue, mais nous croyons que de nouveaux éléments sont nécessaires avant de trancher la question en litige.